1°C 热醒生命力

体温健康管理

[日]宝岛社 —— 编著 冯立 —— 译

四川科学技术出版社

图书在版编目(CIP)数据

1℃ 热醒生命力：体温健康管理 / 日本宝岛社编著；冯立译. -- 成都：四川科学技术出版社, 2025.2.
ISBN 978-7-5727-1732-1

Ⅰ. R161

中国国家版本馆CIP数据核字第2025VA0179号

版权备案登记号2022-015

Taion wo 1do agete byouki wo naosu!
Copyright © 2021 Takarajimasha
Original Japanese edition published by Takarajimasha, Inc.
Chinese simplified character translation rights arranged with Takarajimasha, Inc.
Through Shinwon Agency Beijing Representative Office, Beijing.
Chinese simplified translation rights © 202* by Sichuan Publishing House of Science & Technology

1℃ 热醒生命力——体温健康管理
1℃ RE XING SHENGMINGLI——TIWEN JIANKANG GUANLI

[日]宝岛社—编著　　冯立—译

出 品 人	程佳月
策划组稿	鄢孟君　刘　娟
责任编辑	王星懿　罗　丽
校　　对	范贞玲
封面设计	成都编悦文化传播有限公司
责任出版	欧晓春
出版发行	四川科学技术出版社

成都市锦江区三色路238号　邮政编码 610023
官方微博 http://weibo.com/sckjcbs
官方微信公众号 sckjcbs
传真 028-86361756

成品尺寸	125 mm × 185 mm
印　　张	5.625
字　　数	120千
印　　刷	成都兴怡包装装潢有限公司
版　　次	2025年2月第1版
印　　次	2025年3月第1次印刷
定　　价	48.00元

ISBN 978-7-5727-1732-1

邮　购：成都市锦江区三色路238号新华之星A座25层　邮政编码：610023
电　话：028-86361770

■ 版权所有　翻印必究 ■

作者简介

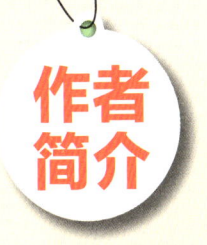

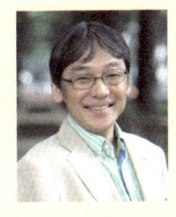

东京有明医疗大学教授
东洋医学研究所附属诊所自然医疗部医生

川岛 朗

毕业于北海道大学医学部,曾任职于东京女子医科大学、哈佛大学医学院附属马萨诸塞州综合医院。致力于"综合医疗"的研究与实践。有多部和"低体温""体寒"等相关的著作。

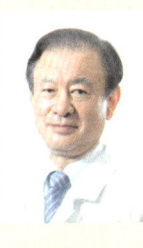

栗原诊所院长

栗原 毅

毕业于北里大学医学部。曾担任庆应义塾大学特聘教授、东京女子医科大学教授。2008年开始致力于生活习惯病预防及治疗,成立了栗原诊所(位于东京日本桥)。是"促进血液循环,预防动脉硬化"的倡导者之一。有多部关于"不依赖药物治疗生活习惯病"的著作。

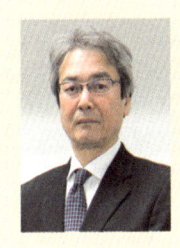

大阪大学微生物病研究所信息传达领域教授

高仓 伸幸

毕业于三重大学医学部。作为血液内科医生从事5年临床工作后,以开发癌症治疗药物、组织再生疗法为目标,开始致力于基础医学研究。曾任熊本大学医学部副教授、金泽大学癌症研究所教授,同时还兼任日本血管生物医学会理事等职务。有多部相关领域著作。

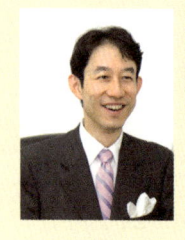

南砂町ODAYAKA医院院长

井上 宏一

毕业于顺天堂大学医学部。立志成为一名"能够医治人体各种各样疾病"的全能医生。曾担任国际亲善医院小儿科主任医师等职务。致力于综合医疗研究。

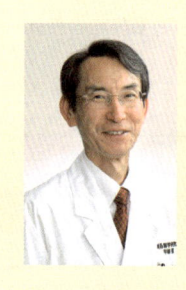

食品医学研究所代表兼所长

平柳 要

毕业于东京大学大学院（相当于中国的研究生院）医学研究科，曾担任哈佛大学客座研究员、麻省理工学院客座研究员、日本大学医学部副教授等。从事生姜研究20多年，堪称生姜研究第一人。有《医学博士发明的"长寿拌饭调味料"》等多部相关著作。

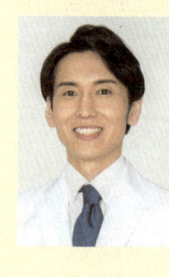

三山市工藤内科医院院长

工藤 孝文

减重门诊、糖尿病内科医生。毕业于福冈大学医学部。主要致力于生活习惯病、汉方治疗、减肥治疗等相关研究。多次举办全国性演讲，还受邀参加相关电视节目的录制。著作有《医生推荐的药膳一人锅》等。

前言

疾病的罪魁祸首有可能正是"低体温"

一提到现代人的"低体温",很多人可能会联想到女性常见的"体寒",或者是只有在寒冷的季节才会出现的特有情况。其实并非如此,近年来,不论什么季节,人们整体出现了"低体温"的趋势,并因此发生各种身体不适甚至疾病。

在日本东洋医学[※]上,"低体温"会诱发疾病的说法由来已久。"低体温"虽然不能称为疾病,但也并非健康的状态。而且,现代人的体温呈现连年下降的趋势,近50年来,平均体温下降了0.7~0.8℃,可以说下降了将近1℃。

※东洋医学:中医在传入日本后被称为东洋医学或汉方医学。

从现代医学的角度来说，我们也可以解释为什么"低体温"会导致身体不适，甚至重大疾病。

"低体温"状态下，人类生命活动中不可或缺的酶失去活性、血流速度减慢导致循环障碍、免疫功能低下，这些因素叠加起来，引发恶性循环，稍有不慎就会诱发疾病。

血液循环障碍会导致可能危及生命的心脏病和脑卒中；体内酶失活及免疫功能低下可能诱发基因变异，从而导致癌细胞分裂增殖；免疫功能减弱也是患感染性疾病的主要原因。

担任本书主编的川岛医生，长年致力于"低体温"相关的研究，提示了"低体温"状态可能会带来的危险。川岛诊疗室在汲取了传统医学精华的基础上，结合了现代医学展开治疗。有无数患者慕名前来，特别是那些传统医学难以医治，或者是想尝试和传统医学不同的治疗方法的患者。

川岛医生在治疗的过程中发现，大部分疾病患者（包括癌症、抑郁症患者）都处于"低体温"状态。

既然人的体温"下降了将近1℃",而且"低体温可能会诱发疾病",那么我们就以"体温升高1℃,防患于未然"为目标,打造健康的身心。

通过践行所有人都可以做到的"温活※",为身体驱寒保暖、保驾护航。让那些由"低体温"引起的不适症状和疾病通通远离我们!

※所谓"温活",是指为了保持健康、正常的体温,为驱寒保暖所进行的一系列活动。

体温升高1℃,由寒冷导致的血流速度减慢将会得到明显改善

- 身体细胞能够重新获得足够的氧气、营养以及热量
- 附着在血管上的垃圾也会随着血液循环有效流动,防止堵塞
- 体内酶的活性升高,促进新陈代谢,提高免疫力

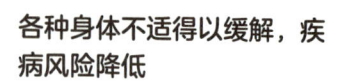

↓

各种身体不适得以缓解,疾病风险降低

目录

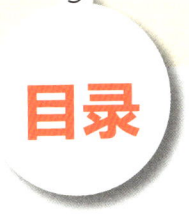

第一章

导言

① 保持正常体温，是保证身体健康的基础 …………………… 2

② "低体温"会诱发疾病的原因 ………… 6

③ "温活"可以改善的疾病或症状 ……… 10

第二章

针对不同部位的"温活"方法

① 温暖全身的基本要点，适用于所有症状 …………………………… 22

② 川岛式"温活"三大法宝
　——三种基础暖身法 ················26

③ 迅速缓解寒冷！手脚冰凉的
　应对方法 ························32

第三章

应对各类身体不适

- 保暖推荐小妙招
  - 一次性暖宝宝的妙用 ············40
- 生活习惯病
  - 高血压 ······························42
  - 糖尿病 ······························46
  - 高脂血症 ····························48
- 疼痛
  - 腰痛 ································50
  - 髋关节痛 ····························52
  - 膝盖痛 ······························54
  - 颈部酸痛 ····························56

肩部酸痛 ·················· 58
　　肩周炎 ···················· 60
◉ 内脏功能失调
　　胃部不适 ·················· 62
　　便秘、腹泻 ················ 65
　　肝功能障碍 ················ 68
　　尿频 ······················ 70
◉ 眼部不适
　　近视、老视 ················ 72
　　青光眼 ···················· 74
◉ 鼻部不适
　　鼻塞、流涕 ················ 76
◉ 耳部不适
　　耳鸣、听力下降 ············ 79
◉ 其他身体不适
　　失眠 ······················ 80
　　腿部水肿 ·················· 82
　　宿醉 ······················ 84
　　感染 ······················ 86
　　老年痴呆症 ················ 88

第四章

名医教你提高体温的饮食疗法

1. 有效暖身的食材、饮食方式及烹饪方法……92
2. 改善体寒的食材"灰树花"……98
3. 补充人体一氧化氮的饮食……103
4. 肉桂……109
5. 荜茇……114
6. 长寿拌饭调味料……119
7. 药膳一人锅……124

第五章

提高体温的生活习惯

1. 每天早上和饭前喝一杯白开水……136

② 通过腹式呼吸调节自主神经………138

③ 多喝生姜饮品………140

④ 热水泡澡………144

⑤ 手掌回血按摩………146

⑥ 脚底穴位按摩………149

⑦ 毛巾按摩………152

⑧ 小腿肚活血按摩………154

⑨ 边做家务边健身………156

⑩ 改善肩腿状态的暖身操………158

⑪ 步行健身………160

附录 "低体温"自我检查表………163

第一章
导 言

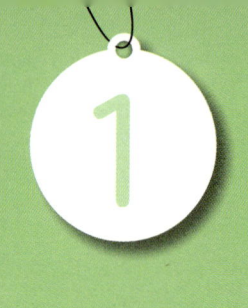

1 保持正常体温，是保证身体健康的基础

你平时的体温是多少呢？全身血液循环通畅可参与维持正常体温。

人体通过产热来维持正常的身体机能。不受外界环境影响，维持稳定的身体状态，保证体内脏器的正常运转，这就是"稳态"的作用。与气温下降，行动就会变慢的爬虫类动物不同，在"稳态"的作用下，人体得以维持正常体温。体温正常是维持生命正常活动的基础，而血液循环的作用之一是维持体温正常。血液在运输和传递氧气和营养物质的同时，还有传导肌肉和内脏产生的热量的作用。体温和血液循环相互影响，关系紧密，如果身体寒冷的话血液流动速度就会减慢，体温也会随之进一步下降。

日本人的平均体温是36.9℃。这是基于1957年的研究得出的数据，据说现在的平均体温数值更低。每个人的体温都略有差异，年轻人体温较高，随着年龄增长体温会逐渐呈现下降趋势。此外，即使是同一个人，根据测量时间的不同，体温也会发生变化，而且身体表层和核心层的温度也各不相同。那么，你是否了解自己平时的体温呢？

我们要有了解自身体温的意识，在固定的时间段内测量固定部位体温，和平均体温进行比较，如果腋温是36℃左右的话需要多加注意，如果是35℃左右的话就是一个危险信号了。

体温下降的原因除了有生活习惯、压力等自身可以改善和调节的因素之外，也有像环境变化等无法控制的外部因素。在这些因素的综合影响下，可能会使控制人体呼吸、体温及消化吸收的自主神经和内分泌系统（激素类）发生紊乱，从而不断刺激在紧张状态下起着主要作用的交感神经。

交感神经长期处于兴奋状态，会引发血管收缩、外周血管阻力增高，导致血流不畅，从而导致体温下降。这也是引起"低体温"的导火索。

🟠 体温的变化是身体给我们的信号

体核温度大致分布

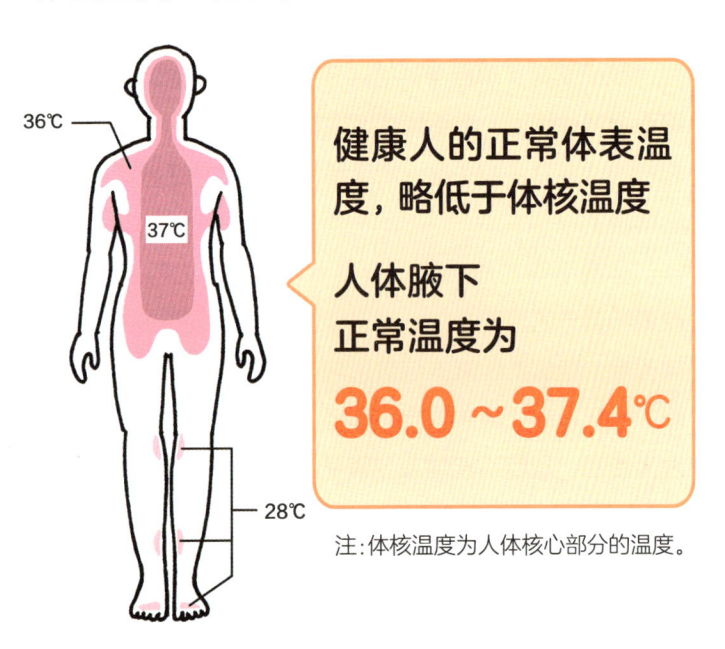

36℃
37℃
28℃

健康人的正常体表温度，略低于体核温度

人体腋下
正常温度为

36.0～37.4℃

注：体核温度为人体核心部分的温度。

体温除了会随着"不同的时间段""年龄的增长"而变化之外，在身体与侵入体内的异物（病毒等）做斗争的过程中也会发生变化（体温升高）。体温可以告诉我们身体的健康状况，是"来自身体的信号"。

导致"低体温"的因素及其影响

- 环境的变化
- 疲劳、睡眠不足
- 生活习惯紊乱，作息不规律
- 焦虑不安、压力大

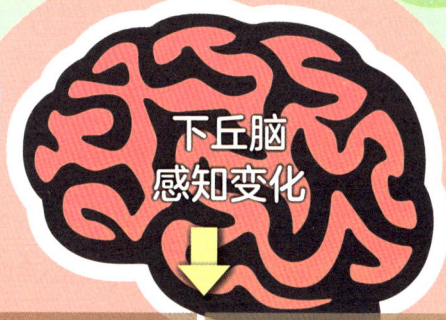

下丘脑感知变化

↓

控制体温的自主神经紊乱	内分泌失调，同时影响自主神经系统的正常工作
交感神经处于兴奋状态	交感神经长期处于兴奋状态，导致血管收缩，影响血液循环

↓

血流不畅

↓

低体温、体寒

2 "低体温"会诱发疾病的原因

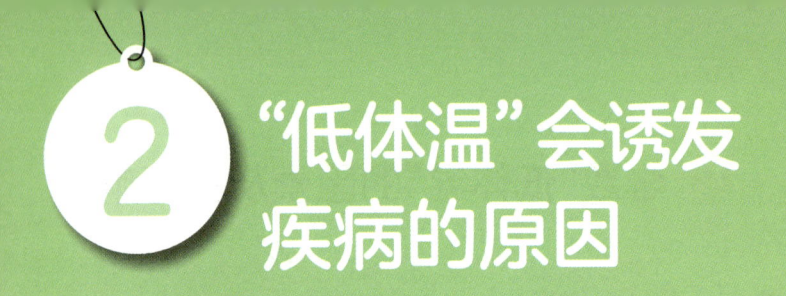

"低体温"会影响酶活性,从而损伤人体的生命线——血管的健康。

人体就像一个化工厂,消化、吸收食物,将食物转化为人体所需的营养和热量,以及肌肉运动都是以化学反应为基础的。这些都能称为"代谢"。

促进体内代谢的物质,我们称之为酶。据说人体内约有700种酶存在。它们是提高代谢效率和速度的"催化剂"。酶的活性会受到温度的影响,其在一定温度范围内,温度越低,活性越差,温度越高,活性越强,但超过一定温度后又会失去活性。酶最活跃的温度条件在37~39℃。正常体温偏高的人的体核温度就在这个区间。

一定温度范围内,体温下降,酶活性就会降低,代谢功能也会随之降低。

下面我们来看一些具体的例子。

一方面,如果促进食物中糖和脂肪代谢的酶活性降低，那么为人体生命活动提供热量的代谢功能就会降低。这不仅会导致人体精力不足，还会导致剩余的营养物质变成脂肪储存起来。如果参与修复基因的酶不能正常工作，那么由于基因异常而产生的癌细胞就容易分裂增殖。这样，"低体温"最终甚至会导致癌症。

另一方面，"低体温"引起的血液循环障碍会对血管的状态造成不良影响，从而导致身体不适。长此以往，就会诱发心脑血管疾病，包括可能会直接威胁生命的心肌梗死、缺血性心脏病、脑梗死、脑出血等疾病。

"低体温"导致的血液循环不畅，也成为诱发高血压、高脂血症（血液中的胆固醇含量异常）、动脉硬化等生活习惯病的主要原因，从而进一步损伤血管，陷入恶性循环。

此外，"低体温"对保护我们身体起着重要作用的免疫系统的影响也不容忽视。参与保卫人体的主要的免疫细胞，如负责清除入侵人体的异物的巨噬细胞，负责破坏癌细胞的自然杀伤细胞等，在超过37℃的适当环境下，它们的活性会增强。同时，大多数的免疫细胞，是随着血液和淋巴液的流动在全身"巡逻"，从而发挥作用的，因此，血液循环状态对免疫功能也有一定影响。

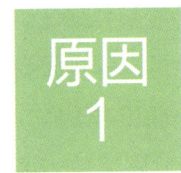

原因 1 "低体温"会导致酶活性降低

🟠 酶的主要作用

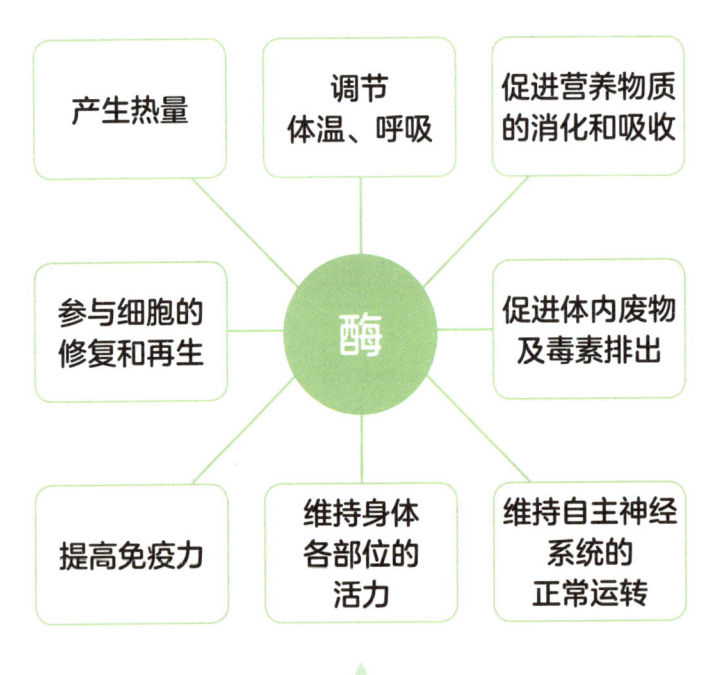

- 产生热量
- 调节体温、呼吸
- 促进营养物质的消化和吸收
- 参与细胞的修复和再生
- 酶
- 促进体内废物及毒素排出
- 提高免疫力
- 维持身体各部位的活力
- 维持自主神经系统的正常运转

"低体温"状态下，将会使上述所有身体机能变得迟缓

原因 2　"低体温"会导致血液循环障碍

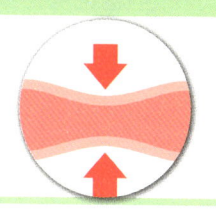

血液温度下降，黏稠度增加，流动性减弱

↓

氧气和营养物质传输受阻

↓

代谢功能降低，从而导致体温进一步下降

↓

血液温度下降，血流更加缓慢

→

血流不畅，凝血因子易聚集，容易造成血栓，导致血管变窄

↓

血液循环愈发不畅

↓

增加患动脉硬化、心肌梗死等疾病的风险

3 "温活"可以改善的疾病或症状

让我们通过简单的"温活"温暖身体，提高体温，改善血液循环。

所谓"温活"，是指为了保持健康、正常的体温，为驱寒保暖所进行的一系列活动。其中有一些可以直接提升体温，也有一些是通过改善血液循环间接提升体温。总之，我们的目标就是改善体温状态，改善血液循环。虽然方法各不相同，但最终的目的是相同的。

"温活"具有三重功效。

第一点，"温活"可以帮助改善免疫系统功能，提高免疫力。如通过改善血液循环，免疫细胞可以随着血液的流动遍布全身，同时通过提高体温，还能达到增强免疫细胞活性的效果。

第二点，"温活"可以促进拥有保护机体功能的热休克蛋白（HSP）的生成。在高于体温2℃左右的环境下，HSP会大量生成。这也是发挥"温活"效果的必要条件。

第三点,"温活"可以缓解身体各类不适症状。"温活"能够有效改善血液循环,将HSP等具有保护功能的物质输送至患部,对于缓解疼痛等症状有很好的效果。

大多数身体疾病和不适症状其实都和血液循环不畅有关。下面就来具体了解一下,哪些疾病或症状可以通过"温活"来改善呢?

① 头颈部疾病和症状

头颈部大动脉受寒,导致周围肌肉紧张收缩,血液循环受阻,会出现各种各样的疾病和症状。可以通过按摩或者泡澡等方法温暖身体,从而改善血液循环。

② 四肢疾病和症状

因为血流不畅,四肢肌肉和关节缺氧而疼痛的情况很常见,通过促进肌肉的血液循环可以有效缓解此症状。类风湿性关节炎等自身免疫性疾病也和低体温的状态密切相关。

③ 内脏疾病和症状

内脏受凉的原因有很多,如压力、饮食习惯、运动习惯、环境因素等都可能成为诱因,导致血液循环受阻,出现身体不适，甚至直接引发疾病。此时，通过"温活"改善血液循环是有益的。

④生活习惯病

从高血压到脑卒中，都是血管性疾病。在改善生活习惯的同时，应使用"温活"方法改善血液循环，保持血管健康，努力预防疾病的发生。如果已经发病，就要以恢复为目标，重拾健康。其中，有很多疾病有可能危及生命，此时接受适当的治疗也是必不可少的。

● "温活"的基本方法

注意动脉走行关键部位的保暖

通过保持颈部、手腕、脚踝、上臂、腹部、大腿、臀部、小腿这8个动脉走行部位的温暖，可促进血液循环。可以有效利用热水袋、热毛巾等进行保暖。

定期运动

由于肌肉运动可以产生热量，因此维持一定的肌肉含量，对于提高体温、改善血液循环有积极作用。肌肉含量不足的人可以尝试适度健身，锻炼肌肉，养成适当运动的习惯。

通过大笑和腹式呼吸缓解压力

压力过大会导致自主神经功能紊乱，交感神经长期兴奋会导致血流不畅。通过大笑可以缓解紧张情绪，减轻压力。腹式呼吸也是非常有效的方法。

经常按压穴位或者按摩

每天只要抽出一点时间进行手、足穴位按压或是简单的按摩即可达到"温活"效果。

摄入可以暖身的饮食

尽量避免摄入会导致体寒的饮食，应尽量摄入可以暖身的饮食，养成可以使身体保持温暖的饮食习惯。

高质量睡眠和适度休息

睡眠不足、睡眠质量低下或休息不足会导致基础代谢降低。通过改善睡眠质量，可以提高体温，促进血液循环。

通过"温活"可以得到改善的疾病和症状

内脏疾病和症状

- 胃炎，胃痛、消化不良
- 尿频
- 便秘
- 腹泻
- 肠易激综合征
- 膀胱炎
- 肾病
- 肝病
- 胃溃疡、十二指肠溃疡

生活习惯病

- 高血压
- 糖尿病
- 高脂血症
- 肥胖、代谢综合征
- 高尿酸血症、痛风
- 冠状动脉性心脏病（心绞痛、心肌梗死）
- 脑卒中
- 骨质疏松症

头颈部疾病和症状

- 颈部酸痛、颈部肌肉僵硬
- 老视、近视
- 青光眼
- 慢性头痛
- 头晕目眩

四肢疾病和症状

- 关节痛
- 类风湿性关节炎
- 水肿

要让全身都暖和起来！

这里提到的主要疾病或症状，只要通过"温活"，促进血液循环就能够得到缓解。本书介绍的"针对不同部位的'温活'方法"中，对于一部分疾病或症状，具体应该温暖哪些身体部位效果更好，进行了详细的说明。

第二章
针对不同部位的"温活"方法

本章中，日本"温活"专家川岛医生会详细为我们讲解温暖全身的基本要点、三种基础暖身法、手脚冰凉的应对方法，下面就让我们开启适合自己的"温活"之旅吧！

专栏 你的身体是否受寒了呢?

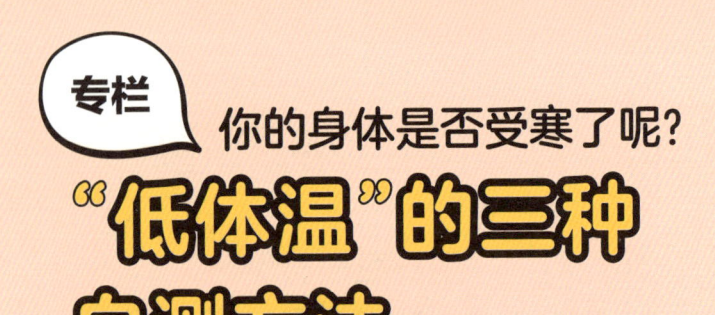

"低体温"的三种自测方法

**敏锐地捕捉身体的状况,
如果出现受寒的情况就要尽早应对。**

为了避免受寒带来的不良影响,这里为大家介绍三种可以自己判断"身体是否受寒"的方法。请一定要定期自我检查。

确认早上起床时的睡姿

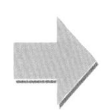

当你醒来时,如果发现自己的睡姿与入睡时的睡姿相同的话,很可能是身体受寒了。因为身体如果受寒的话,就会自动避免翻身等动作,保持同一个姿势睡觉,以减少热量消耗。

早上起床时,试着把手掌放在腹部

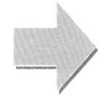

先将手掌夹在腋下,然后再将手掌放在腹部。如果感觉到腹部的温度比腋下低,就证明你的身体受寒了。

试着把耳垂折叠起来

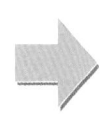

试着用双手将自己的耳垂向前弯曲折叠,如果感到"痛得要跳起来"的话,那么很可能你的身体受寒了。感觉到疼痛,就意味着血液没有循环到毛细血管末梢。

有效改善全身血液循环的方法

如果是手脚等局部感到寒冷，可以直接通过热敷等方法得到有效缓解。若想整体改善"低体温"的状态，就需要改善全身的血液循环。全身都温暖起来的话，指尖、脚尖等末端部位也就不容易感到寒冷了。

川岛医生为我们推荐了8个保暖的关键部位，分别是颈部、手腕、脚踝、上臂、腹部、大腿、臀部、小腿。

颈部、手腕、脚踝这三个部位均有动脉穿行，容易受寒冷环境的影响而受寒，温暖这些部位可以有效促进全身的血液循环，从而改善"低体温"的问题。

上臂、大腿、臀部和小腿上都富含肌肉。肌肉是产热的"主力军"，是人体的"产热工厂"，同时其中也遍布负责向身体各器官输送热量的血管。因此，对这些部位进行有效保暖的话，可以达到促进全身血液循环、改善"低体温"的效果。特别是肌肉含量占全身肌肉三分之二的下半身尤为重要，有人甚至还将小腿称为人体的"第二心脏"。

另外，腹部是人体重要脏器的聚集地，同时遍布血管。温暖腹部既可以促进血液循环，又可以帮助维持内脏的正常功能。

"温活"最重要的一点就是不要勉强自己。川岛医生强调:"不要把整个过程'程式化',要根据自身的身体情况选择最适合自己的方法,如果觉得身体不适,应立即停止。"慢性疾病患者,建议在医生指导下进行。具体方法请参照下文。

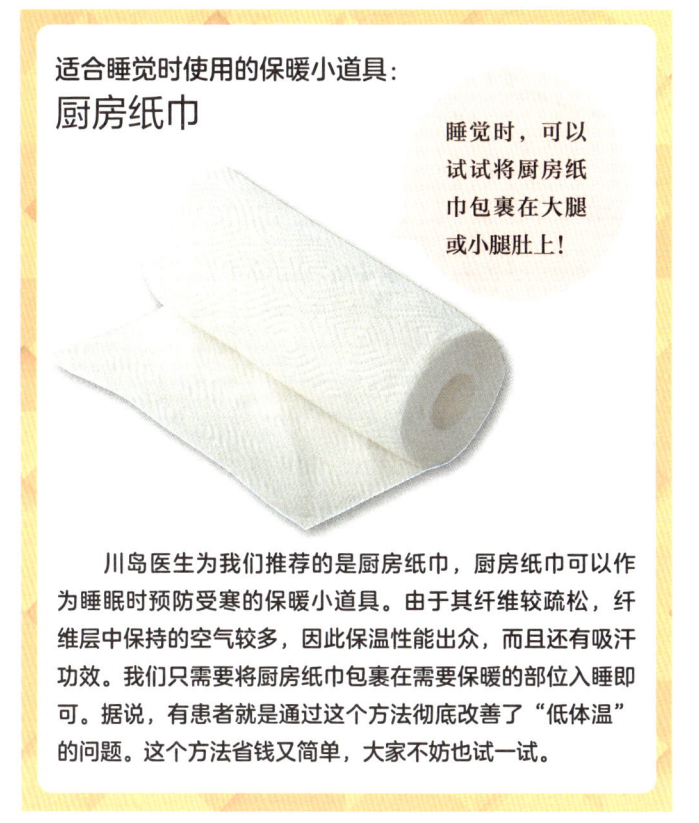

适合睡觉时使用的保暖小道具:
厨房纸巾

睡觉时,可以试试将厨房纸巾包裹在大腿或小腿肚上!

川岛医生为我们推荐的是厨房纸巾,厨房纸巾可以作为睡眠时预防受寒的保暖小道具。由于其纤维较疏松,纤维层中保持的空气较多,因此保温性能出众,而且还有吸汗功效。我们只需要将厨房纸巾包裹在需要保暖的部位入睡即可。据说,有患者就是通过这个方法彻底改善了"低体温"的问题。这个方法省钱又简单,大家不妨也试一试。

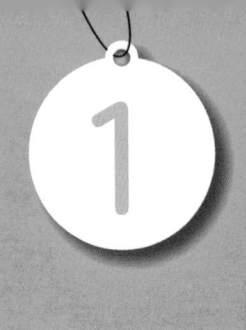

1 温暖全身的基本要点,适用于所有症状

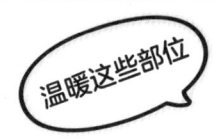

> 温暖这些部位

颈部、手腕、脚踝 上臂、腹部、大腿

颈部

颈动脉位于颈部,属于体内较为粗大的血管。对颈部进行有效保暖的话,循环全身的血液温度也会随之升高。这个部位也可以说是血液循环的关口。

手腕

动脉也穿行于手腕表皮附近,对手腕进行有效的保暖,不仅能够温暖包括指尖在内的整个手部,还可以达到温暖全身的效果。由于手腕处皮肤常裸露在外,容易受外界寒气侵袭,平时应注意保暖。

脚踝

和手腕相同,脚踝皮下同样有动脉穿过,由于其离心脏位置较远,容易因重力影响而血流不畅,因此平时注意保持该部位血液循环畅通是至关重要的。

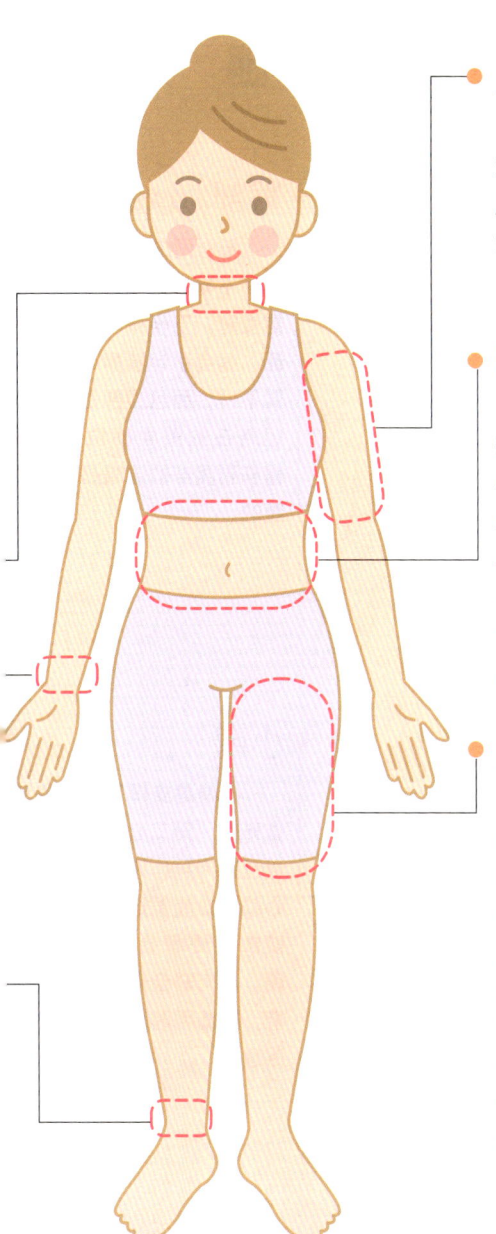

上臂

此部位虽然肌肉较为发达，但是容易堆积脂肪，从前后两侧同时温暖此处效果更佳。

腹部

腹部是胃肠等内脏聚集的地方，如果受寒导致血液循环不畅，就容易出现各种身体不适症状。因为有衣服保暖，人们平时不太容易感到此处寒冷，但还是需要格外注意。

大腿

大腿部位富含肌肉，且遍布血管。保证大腿温暖，能达到温暖全身的效果。特别是从脚尖回流至腹部的血液也会流经大腿，因此温暖大腿也可以间接温暖身体的核心部位。久坐会导致此处血液循环不畅，需要多加注意。

温暖这些部位

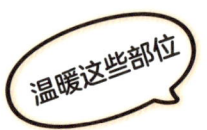

臀部及小腿

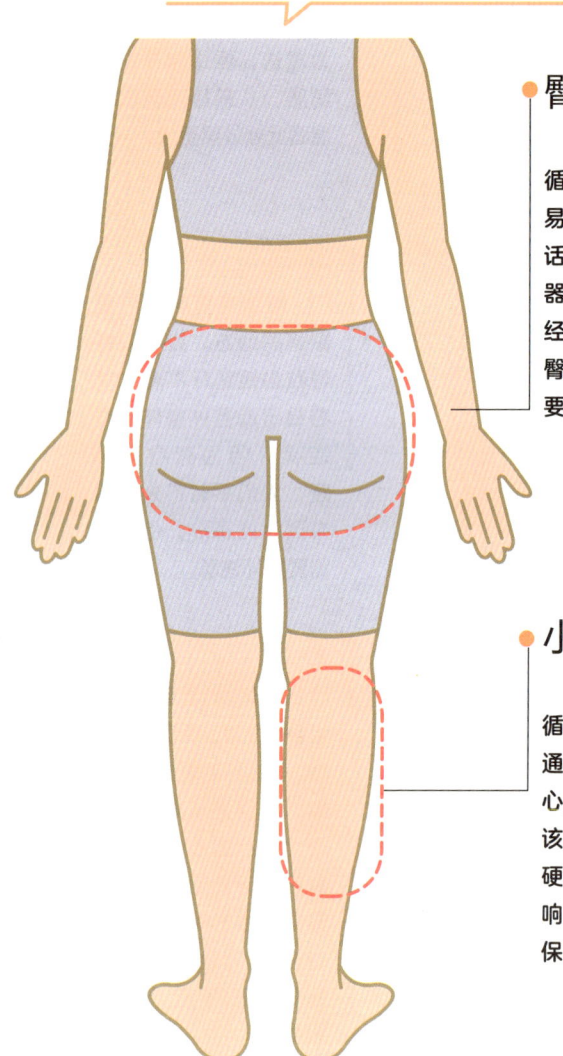

● 臀部（包含腰部）

长时间久坐会导致血液循环不畅，这也导致臀部容易受寒。下半身背面受凉的话，就会引起腰痛或其他脏器不适，而且腰部是自主神经所在的重要部位。保持臀部到腰部的温暖是相当重要的。

● 小腿

小腿是支撑下半身血液循环的"第二心脏"。此处通过肌肉泵作用，从脚部到心脏的血液循环得以持续。该部位受寒会导致肌肉僵硬，从而对全身产生不良影响，因此平时就要特别注意保暖。

舒张　　　　　收缩

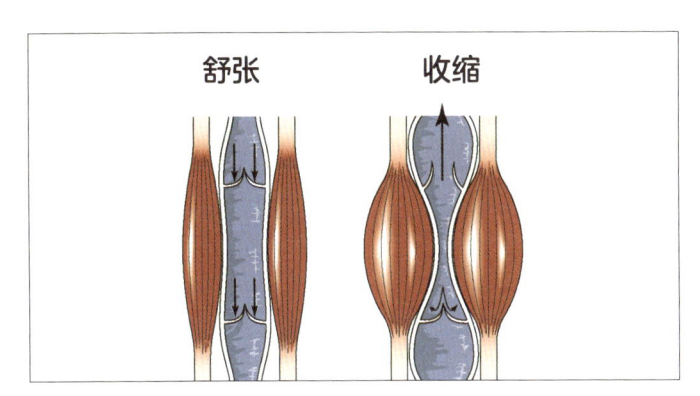

肌肉舒张时静脉瓣阻止血液逆行，肌肉收缩帮助血液回流。

温暖全身，使血液循环畅通，可预防和改善血管相关疾病

动脉硬化

脑卒中、心肌梗死等

一旦"低体温"的问题得到解决，血液循环情况就会随之改善，营养物质和氧气就能够及时地被输送到人体所需的部位。血管也会因此得到修复，从而有效预防和缓解动脉硬化等问题。

② 川岛式"温活"三大法宝
——三种基础暖身法

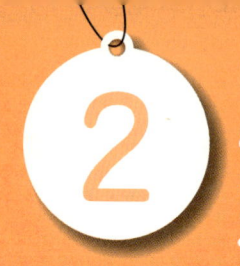

通过川岛式"温活"三大法宝,有效达到温活效果。

"一次性暖宝宝""热毛巾""热水袋"是川岛式"温活"的三大法宝。

对于经常站立工作的人来说,一次性暖宝宝可用于全身保暖,能够简单有效地起到温暖全身的作用。使用时请仔细阅读注意事项。如果感觉温度过热,应立即停止使用,或者通过调整使用方法等防止低温烫伤等情况发生。

热毛巾热敷具有湿润和温热的双重效果,是见效速度相对较快的方法。

热水袋是川岛医生平时常用的保暖小道具。对于需要久坐的工作人群,可以把它放在大腿上,慢慢地让全身温暖起来。

保暖用品的温度,一般比体温略高2~3℃是最理想的状态。

将一次性暖宝宝贴在里衣上

适用于全身多处的"万能温活道具"。

暖宝宝最大的优点是可以在全身大部分部位使用。粘贴在衣物外侧的暖宝宝温度可以达到65℃,直接粘贴在皮肤上有可能会引起低温烫伤,故使用时请一定遵循注意事项。市面上也有可以直接粘贴在皮肤上的类型,加热温度在40℃左右。此外,还有蒸汽类型的暖宝宝,该类型在接触身体之后可以迅速发挥功效,推荐在"身体寒冷到难以忍受"的时候使用。

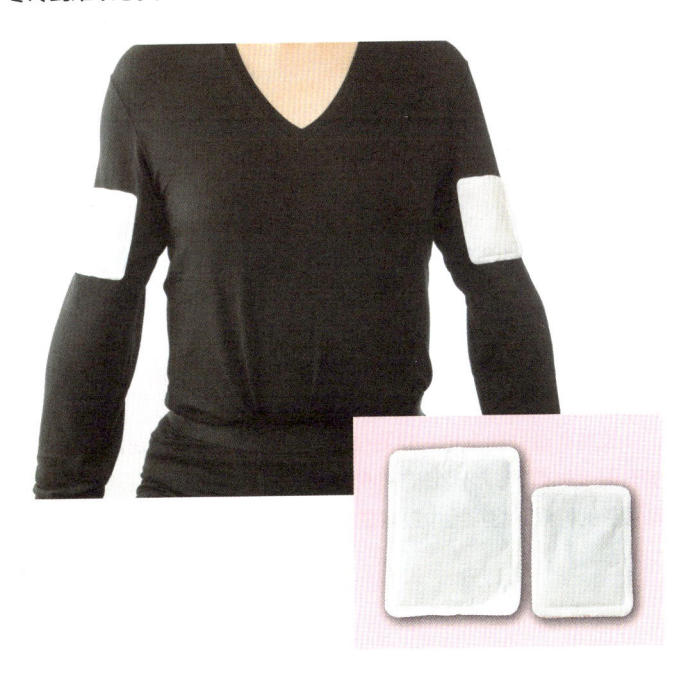

推荐部位

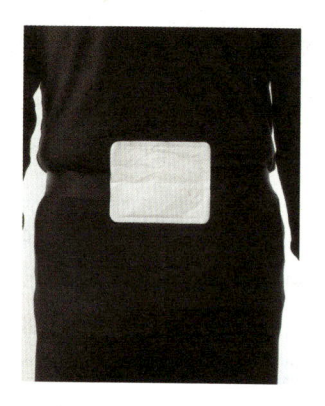

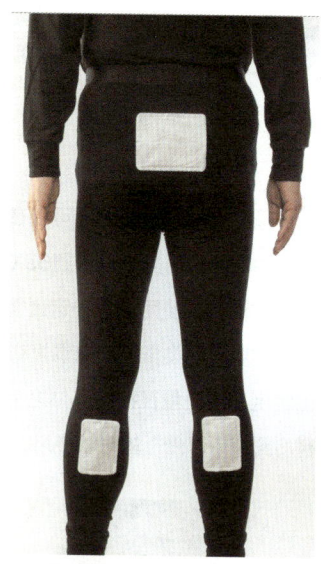

全身

使用热毛巾

用热毛巾热敷眼部、颈部可以有效缓解眼睛疲劳、颈部酸痛等症状。

因具有湿润和温热的双重作用，故用热毛巾热敷可以达到迅速提升温度的效果。热敷眼部的时候，将热毛巾轻轻放在眼睛上。温暖颈部的时候，将热毛巾放置在后颈部。

推荐部位

眼部、颈部等

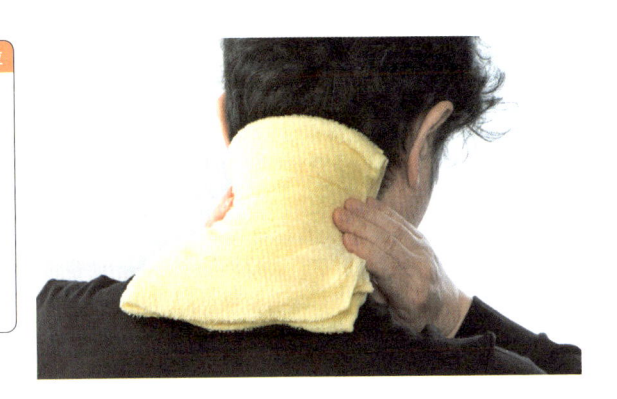

热毛巾的制作方法

用微波炉制作

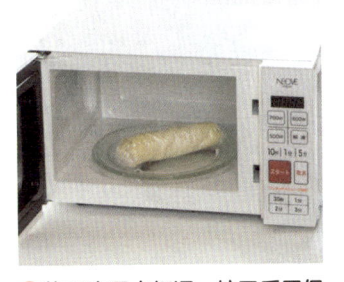

❶将毛巾用水打湿,拧干后用保鲜膜包起来。❷用微波炉(500~600 W)加热1分钟。❸将毛巾从保鲜膜中取出,取出时小心烫伤。待温度冷却至皮肤接触也不会感到太热的程度。

用热水制作

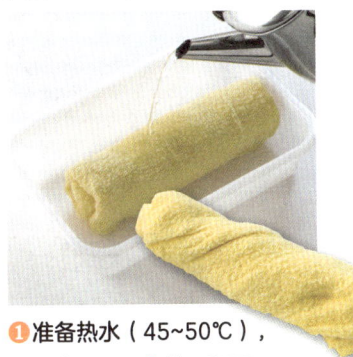

❶准备热水(45~50℃),将毛巾浸湿。❷拧干即可。

使用热水袋

川岛医生平时也会经常使用的小道具！
热量直达身体深部，温暖全身。

与冬天常用的取暖器不同，使用热水袋不会使空气变得干燥，能够缓慢地将热量传递到身体深处。它的好处是热水温度会自然下降，避免过热等问题。冬天，在躺入被窝前30分钟左右，将热水袋放置在腹部，睡觉时再将其移动到脚尖，可以起到很好的助眠效果。

推荐部位
腹部、大腿、臀部

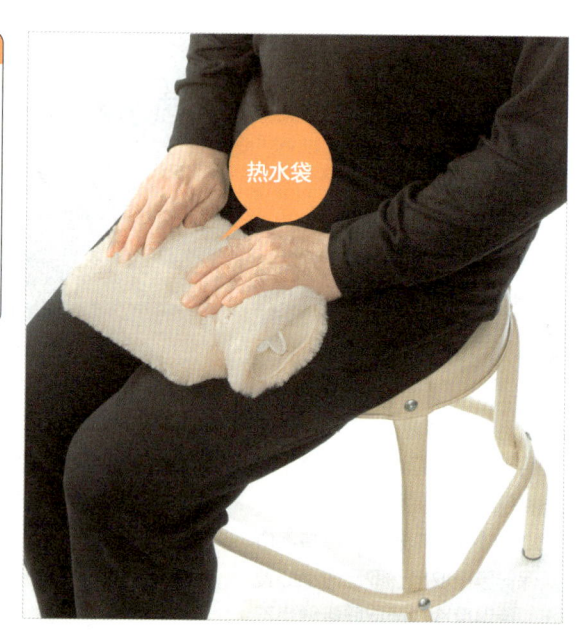

热水袋

热水袋（注水式）

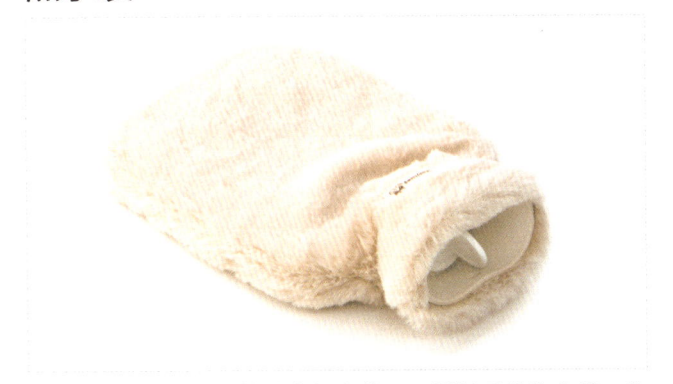

可选择市面上价格较为便宜的聚乙烯材质的热水袋。传统金属材质虽然导热率高，但容易烫伤，所以使用时需要格外注意。

热水袋（充电式）

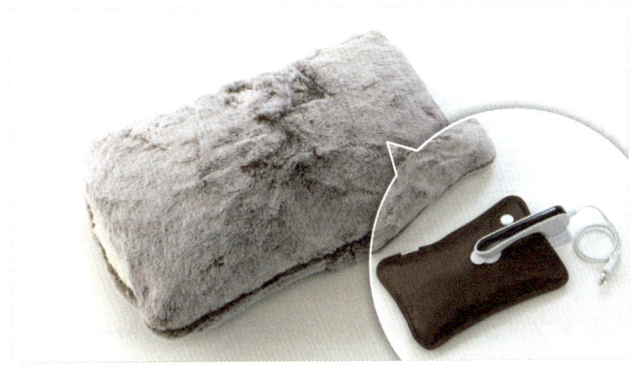

充电式的热水袋不需要换水，方便循环使用。川岛医生常用的就是这种类型。用毛绒外套将热水袋包裹起来，坐着的时候放在膝盖上保暖。

3 迅速缓解寒冷！手脚冰凉的应对方法

随机应变使用"温活"方法，改善体寒带来的各种身体不适。

在寒冷的季节，身体变冷是理所当然的。是空调温度开得过低、穿着单薄等使身体变冷的生活习惯，导致血液循环不畅，让现代人体质变成了无论在任何季节都容易受寒的"惯性"体质。

特别容易感到寒冷的是身体的末梢部位。手腕、脚踝到脚尖都特别容易受寒，等我们感觉到"冷"的时候，其实身体已经受寒了。手脚末梢容易变冷，是因为末梢血管容易受到血液温度下降以及血液循环不畅带来的不良影响。

很多女性都深受手脚冰凉问题的困扰。"脚尖冰凉，非常难受""手脚发冷，无法集中精力工作""手脚冰冷，无法入睡"等，这些问题都直接关系到生活的质量。

低体温、全身血液循环不畅等，最先表现出不适症状的是身体的末梢部位。因此，手脚冰凉时的首要任务就是全身保暖，特别是有动脉走行的体表附近的颈部、手腕、脚踝等部位，需要注意穿着保暖衣物防止受凉，如果觉得冷的话，可以使用围巾、披肩、围毯等加强保暖。

如果症状仍然无法得到缓解，不要忍耐，赶快来尝试下这些"温活"小妙招吧！

在塑料瓶内倒入热水，可以作为简易热水袋使用，能有效达到暖手效果。此外，我们平时常用的吹风机可以替代温灸，将热风对准脚踝附近的穴位，整个脚部都会随之暖和起来，身体也会从内到外温暖起来。

在家中的话，手浴和足浴也是一个不错的选择。不仅暖身效果出众，还能有效缓解紧张情绪，放松心情。

以上是川岛医生通过有效使用日用品进行"温活"的一些小窍门。请结合自身的实际情况找到适合自己的方法，让手脚冰凉症状从此远离自己。

塑料暖手瓶

有效利用塑料暖手瓶

手是非常容易受到血流不畅影响的敏感部位,是判断身体是否受寒的"晴雨表"。同时,也很容易受到外部空气的影响。想要迅速使手部暖和起来的话,可以准备一个塑料瓶,倒入温度适当的热水,双手握住瓶身,这样手就会逐渐暖和起来了。

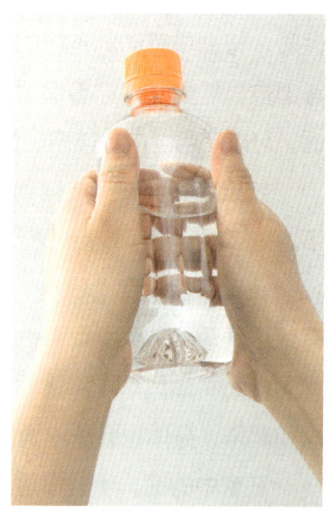

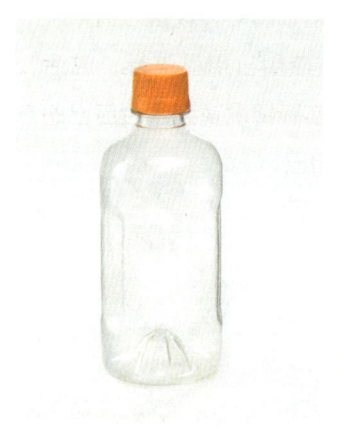

准备一个可以盛放热水的空饮料瓶。

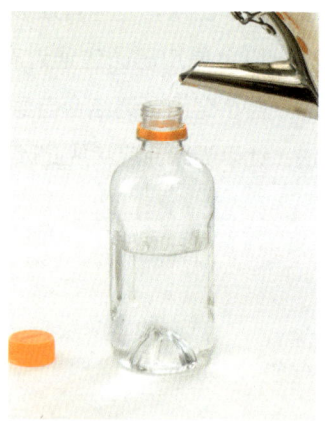

将40~50℃的热水倒入瓶中,加至八成满即可。

吹风机

对准穴位，温暖全身

想让脚尖变暖，可以使用吹风机。这是一种非常简单的方法，只要用吹风机的热风从脚尖起逐步对准距离内侧脚踝大概四根手指位置的三阴交穴（如图所示，白点部分）即可。请一定要自己控制吹风机，以免发生低温烫伤。

采用吹风机热风模式，从脚尖开始逐渐靠近三阴交，如果感觉过热的话就将吹风机拿远一点，重复4～5次即可。

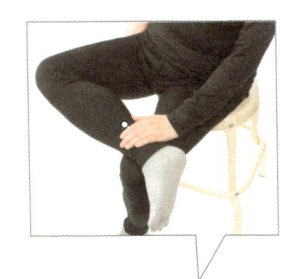

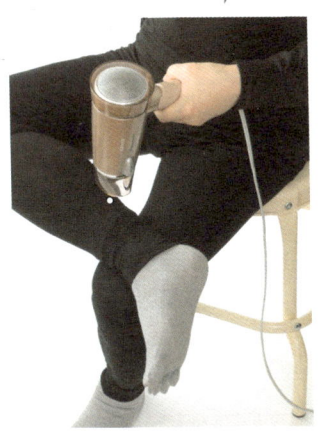

手浴和足浴

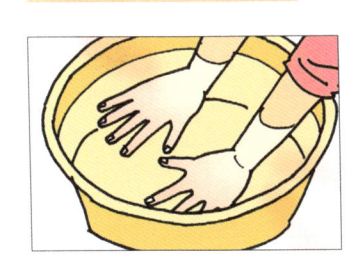

温暖冰冷的双手

在脸盆中盛满40℃左右的热水，将双手浸泡在水中10~15分钟。手腕内侧有一个叫作神门的穴位，可以把水位加高一些，以便同时覆盖到这个穴位。暖手后再洗澡，温暖全身的效果更佳。

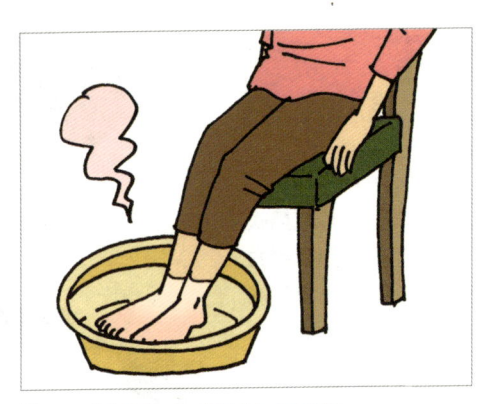

温暖身体、放松心情的足浴

市面上有专用的足浴用具,也可以用洗脚盆等。

向容器中倒入40℃左右的热水,浸泡到脚踝部位,持续15分钟左右。除了温暖双脚,足浴还可以消除长时间站立导致的疲劳、水肿等,缓解紧张情绪,放松心情。

祛寒保暖小妙招

袜子+脚尖铝箔纸

穿好第一双袜子后,用铝箔纸包住脚尖,再套上第二双袜子,这就是川岛式保暖的小秘诀。在铝箔纸的作用下体温不容易流失,脚尖也不容易变冷。

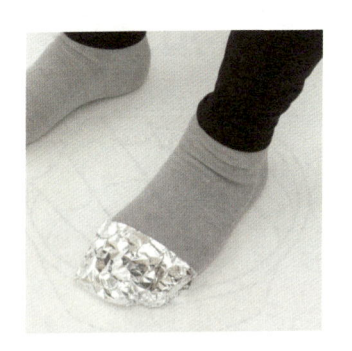

纸箱+锡纸

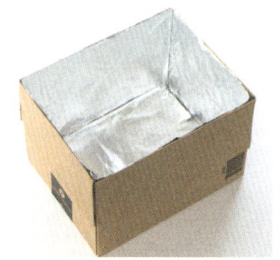

适合经常坐着的人的脚部保暖。在大小适中的纸箱内侧贴上锡纸，利用体温的热辐射来暖脚。需要注意的是，纸箱太大的话热量容易流失。

用双面胶将锡纸贴在纸箱的内侧。

将两只脚放进去即可，注意选用稍微宽松一点的纸箱会更加舒适。

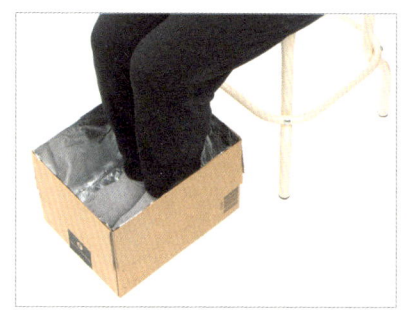

手套和腕套

手套和腕套不仅适合在寒冷季节出行时佩戴，在室内如果感到手部寒冷也可以有效利用。

太紧的话会阻碍血液循环，适得其反，所以要注意选择适合自己的尺码。

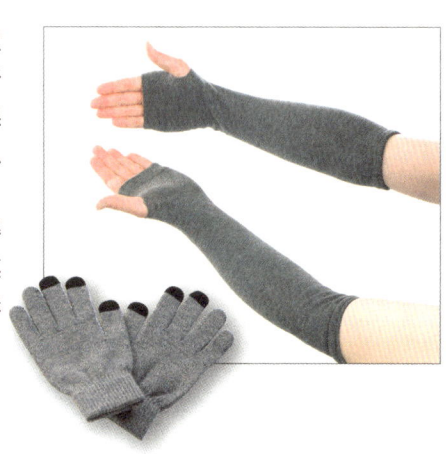

第三章
应对各类身体不适

　　接下来将为大家具体介绍针对不同身体不适的"保暖要点"。如果你有这些身体不适,请重点温暖"这些部位"。

　　如果可以的话,尽量养成每天都坚持的好习惯,找回健康、舒适的每一天。

保暖推荐小妙招 一次性暖宝宝的妙用

- 在贴身衣物、腹带、袜子、手套等的外侧贴上一次性暖宝宝。

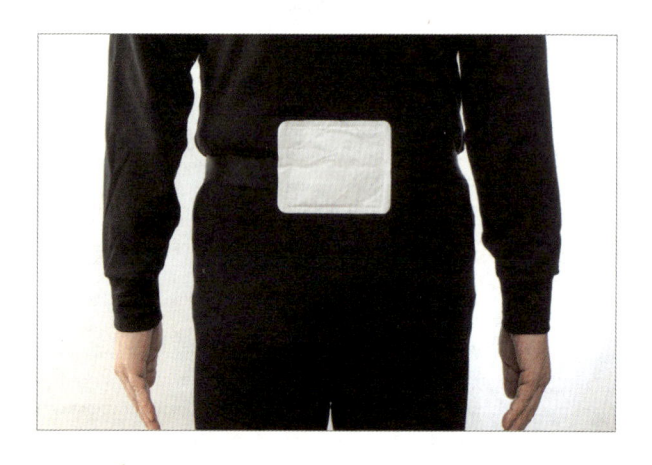

需要准备的物品

一次性暖宝宝（推荐尺寸：130 mm×95 mm）

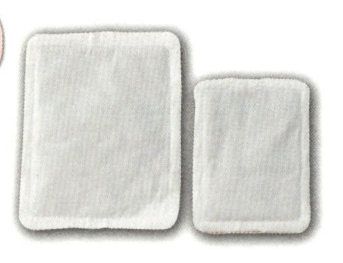

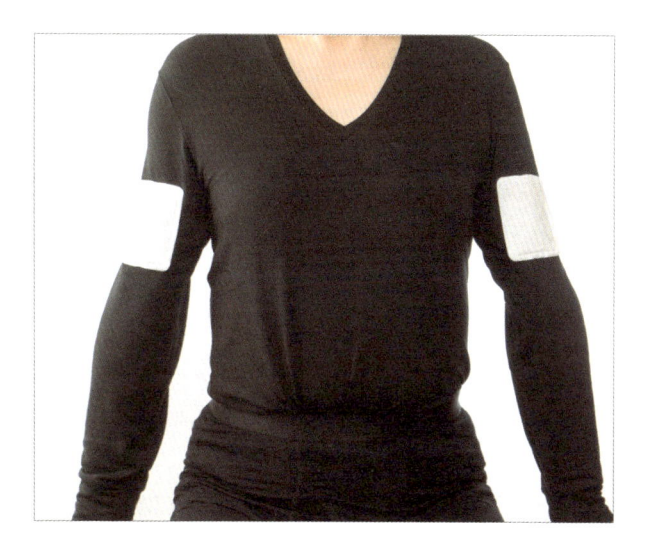

- 如果需要在身体的多个部位使用暖宝宝，那么在每个部位都贴一个是最理想的选择，当然也可以在感觉贴的部位"已经变暖了"的时候撕下来，然后贴到其他部位。

不要直接贴在皮肤上。

对于颈部、手腕等部位，一定要注意先围上毛巾或围巾，再在上面贴暖宝宝。直接贴在皮肤上，可能会导致低温烫伤。

生活习惯病 高血压

身体受寒会使得血管变窄，从而影响正常的血压调节功能。

为了预防和改善高血压，"控制盐分"的饮食疗法和"预防身体受寒"这两点是必不可少的。盐分摄取过量会增加血液黏稠度，从而增加血管的阻力，导致血压上升。

另外，人体在感到寒冷的时候，为了不让热量流失，会收缩毛细血管，导致血压上升。此时，身体也会分泌降低血压的物质，但低温环境会影响这一功能正常发挥作用。

因此，为了预防及改善高血压，我们需要重点注意以下部位的保暖。包括表层皮肤附近有动脉走行的上臂前侧和脚踝前侧，维持身体功能的重要脏器所在的肚脐上方及其周围部位，以及臀部中央。一般来说，这样做，全身的血液循环就会较为通畅，血压也会随之稳定下来。

温暖这些部位！

1
上臂前侧
将暖宝宝同时贴在左右两肩膀和肘部的中间部分。

2
肚脐上方及周围
将暖宝宝的中心贴在肚脐稍微靠上的部位。

3
脚踝前侧
重点温暖脚踝前侧及周围部位。将暖宝宝同时贴在左右脚踝前侧。

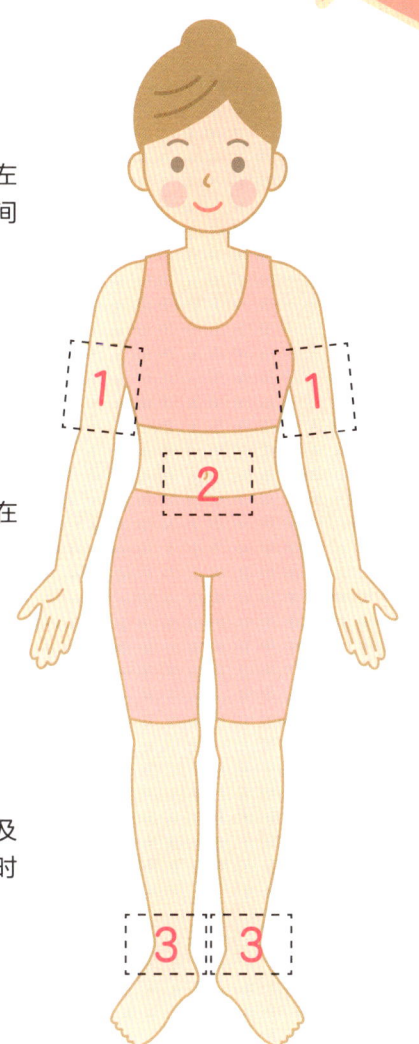

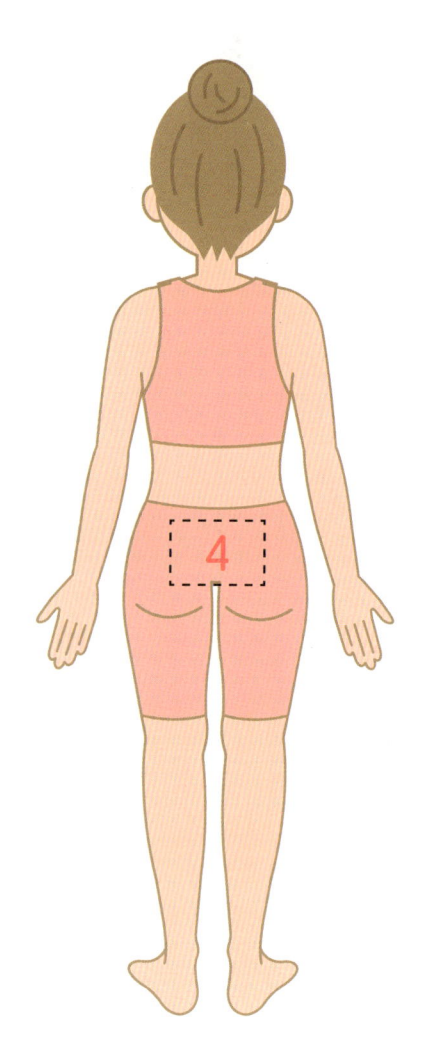

4
臀部中央

重点温暖尾骨上方的骶骨附近部位。将暖宝宝贴在臀部中央即可。

温暖这些部位！

曲池

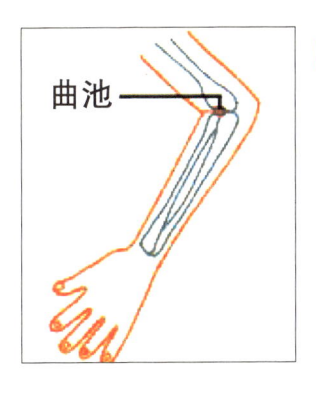

提升效果的穴位

★曲池

屈肘成直角，位于肘弯横纹尽头处。左右两侧对称，因此两边都需要贴暖宝宝。

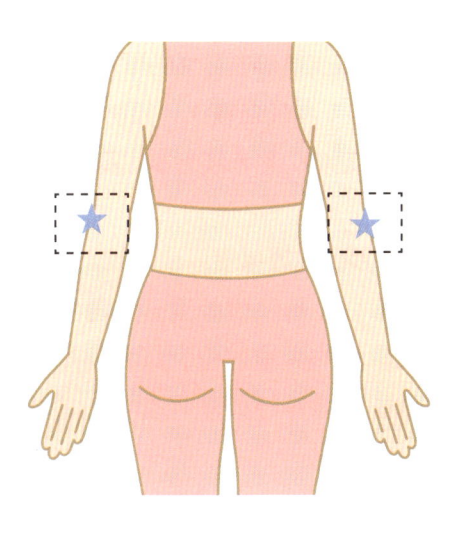

45

生活习惯病 糖尿病

腹部更加容易受寒。

为了预防或改善糖尿病，改变饮食习惯、坚持适度运动，以及消除体寒是很重要的。糖尿病是以血液中糖分（血糖）持续过剩为特征的疾病。血糖含量过高会破坏血管和神经，导致免疫力下降，从而引发各种并发症。

糖尿病患者在遵医嘱用药控制血糖水平的前提下，需要改善饮食习惯，减少高热量食物的摄入，还需要定期运动，增加热量消耗（消耗血糖），预防体寒。低温环境会影响胰脏的正常功能，影响胰岛素（具有调节血糖的功效）的分泌。

因此，为了预防或改善糖尿病，我们需要重点注意以下部位的保暖。包括胰脏等重要脏器集中所在的腹部，拥有大块肌群的大腿部位，以及臀部中央（温暖此部位可以使副交感神经处于兴奋状态、具有扩张血管功效）。

温暖这些部位!

3
臀部中央

重点温暖尾骨上方的骶骨部位附近。将暖宝宝贴在臀部中央即可。

1
腹部

将暖宝宝的中对准肚脐。

2
大腿

将暖宝宝竖着贴在双腿的大腿前侧。

尾骨　骶骨

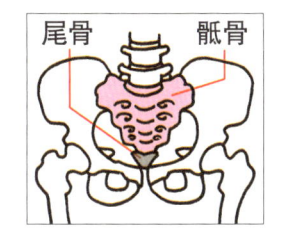

47

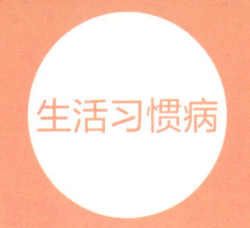

高脂血症

生活习惯病

温暖身体,保持血液循环畅通,减少脂肪堆积。

高脂血症是指作为身体活动热量的"甘油三酯"和细胞膜、神经细胞所需的胆固醇之间的平衡被打破而引起的一种疾病。如果放任不管的话会给身体带来严重的不良影响,增加心绞痛、心肌梗死、脑梗死和脑出血的发病风险。故应养成良好的生活习惯,以预防或延缓高脂血症的发生、发展。

首先,改变高脂、高糖的饮食习惯,在此基础上通过定期运动"燃烧"过剩的脂肪。

此外,还需要注意身体保暖,促进全身的血液循环。高脂血症使血管的管壁出现粥样硬化,导致血管堵塞,血流受阻,进一步导致体温下降,形成恶性循环。

因此,为了预防或改善高脂血症,我们需要重点注意以下部位的保暖。首先是有大血管流经的颈部后侧,还有重要脏器集中的腹部,以及臀部中央(温暖此部位可以使副交感神经处于兴奋状态、具有扩张血管功效)。

温暖这些部位!

1
颈部后侧
在颈部围上毛巾或围巾,再在颈部后侧上面贴暖宝宝。

2
腹部
将暖宝宝的中心对准肚脐贴好。

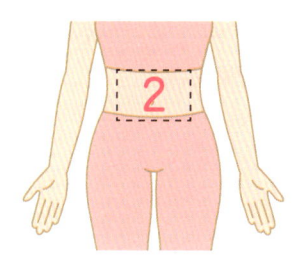

3
臀部中央
重点温暖尾骨上方的骶骨附近部位。将暖宝宝贴在臀部中央即可。

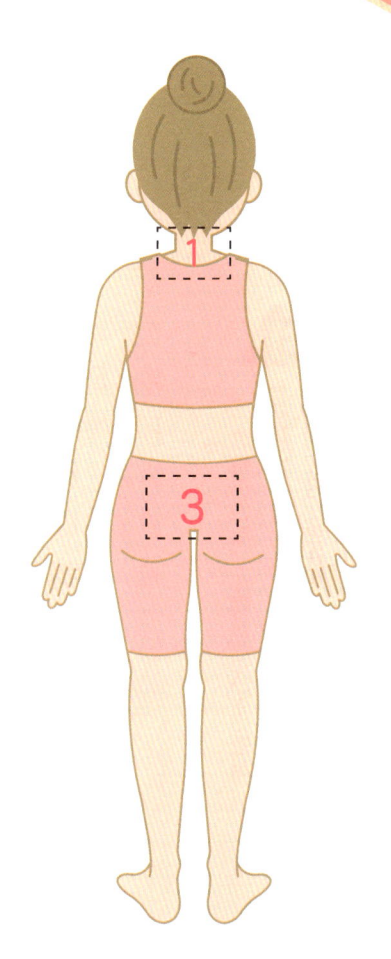

49

疼痛

腰痛

消除肌肉紧张，缓解腰痛。

腰痛的原因多种多样，其中腰部肌肉紧张是较常见的一种的表现形式。温暖腰部及周围可以促进血液循环，缓解肌肉紧张，减轻疼痛。同时热敷位于手背和膝盖内侧的具有改善血液循环功效的穴位，还可以进一步缓解疼痛。

> ⚠️ 腰扭伤之后，在腰部症状还比较明显的情况下暂时先不要使用暖宝宝，待症状缓解经医生许可后再使用。

温暖这些部位！

1
腰部及周围

将暖宝宝贴在腰部中央（肚脐对应的正后方）。

温暖这些部位！

提升效果的穴位

★腰痛点

位于手背，食指和中指掌骨间，以及无名指和小指掌骨间，左右手各1穴。

用暖宝宝将手背整体覆盖即可。

♥委中

位于膝后区，腘横纹的中点，在腘窝正中。将暖宝宝贴在横纹上方即可。

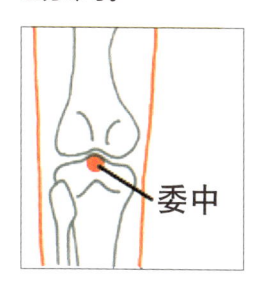

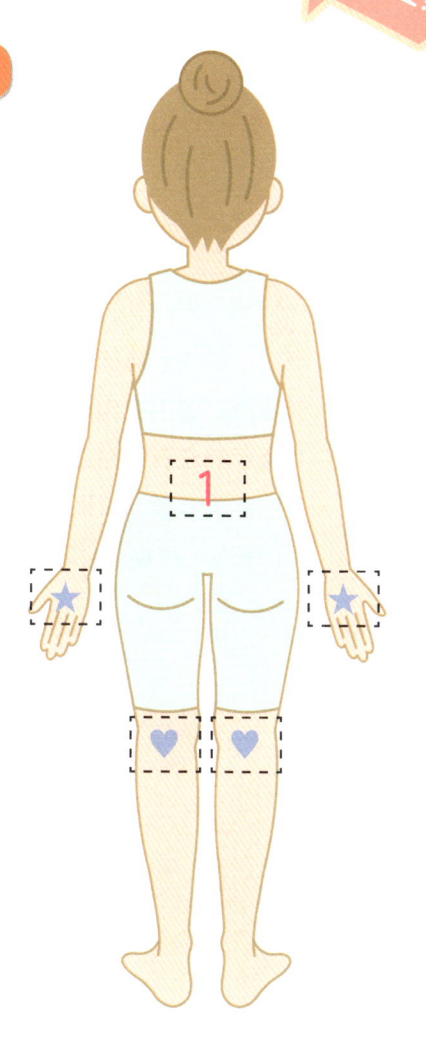

委中

疼痛

髋关节痛

温暖髋关节周围肌肉，疼痛就会逐渐得到缓解。

髋关节痛的主要原因是软骨的退化和变形、周围肌肉的紧张导致血流不畅。在臀部的左右侧贴上暖宝宝，使髋关节周围的肌肉变暖，从而促进血液循环，缓解肌肉紧张，疼痛也会随之慢慢消失。

温暖这些部位！

1
臀部两侧

温暖骨盆的左右侧。将暖宝宝贴在臀部两侧即可。

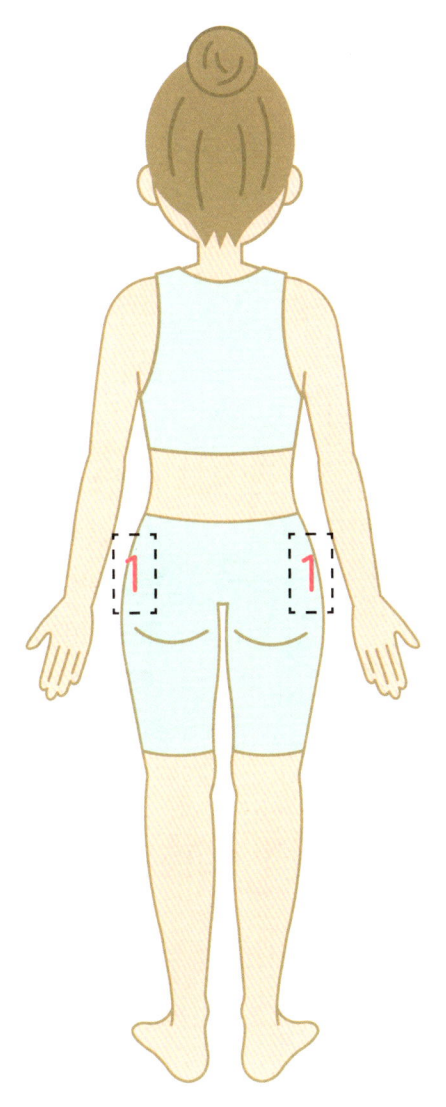

温暖这些部位！

疼痛

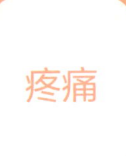

膝盖痛

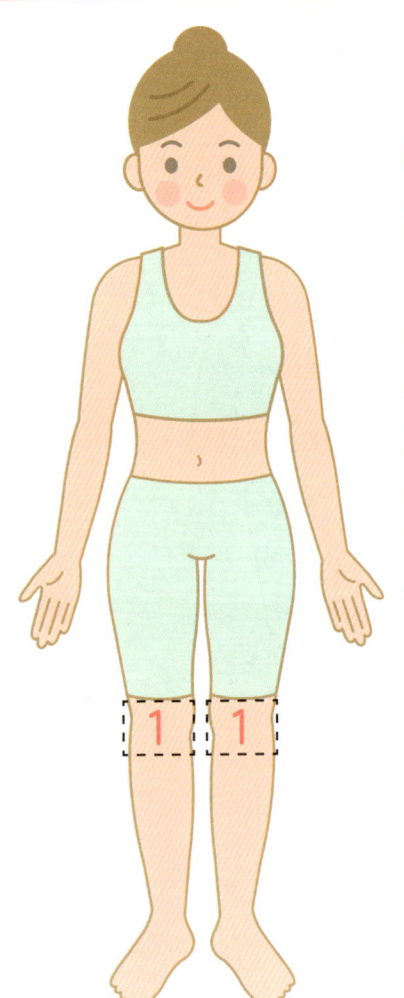

促进膝盖周围的血液循环，减轻疼痛。

膝关节软骨的磨损和支撑膝关节的肌力的减弱会增加膝盖的负担，导致疼痛和炎症。温暖膝盖和腘窝部，周围肌肉的血液循环就会变好，疼痛也会随之缓解。

温暖这些部位！

1 膝盖

将暖宝宝贴在左右膝盖。

温暖这些部位!

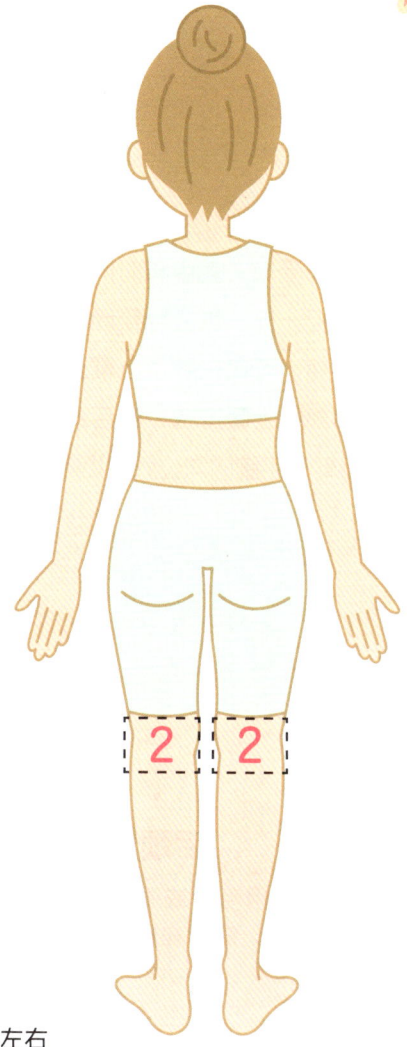

2
腘窝部

将暖宝宝贴在左右腘窝部。

疼痛 颈部酸痛

温暖后颈处,放松周围肌肉。

如果颈部受凉,就像长时间保持同一姿势会增加颈部负担一样,也会导致周围肌肉的血流不畅,引发疼痛。可以在脖子上戴上围巾或围上毛巾后在后颈部贴上暖宝宝,让后颈部暖和起来。同时温暖手臂和手腕的穴位效果更佳。

温暖这些部位!

1
后颈部

用毛巾或围巾将颈部围起来,然后在后颈部贴上暖宝宝。

提升效果的穴位

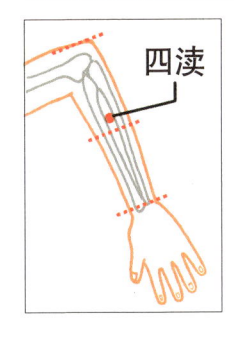

★四渎

位于前臂背侧，于肘尖下5寸※，尺骨与桡骨间隙中点（手背侧手腕到手肘的中间，靠近手肘大概2根手指的位置）。

左右两侧都有穴位，因此两边都需要贴暖宝宝。

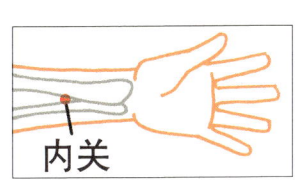

♥内关

位于前臂掌侧，腕横纹上2寸。左右两侧对称，因此两边都需要贴暖宝宝。

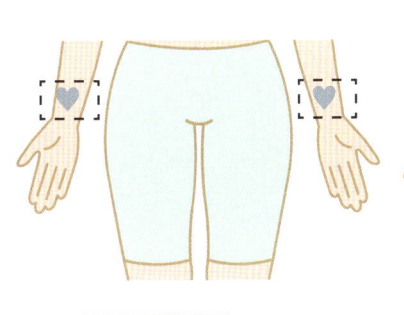

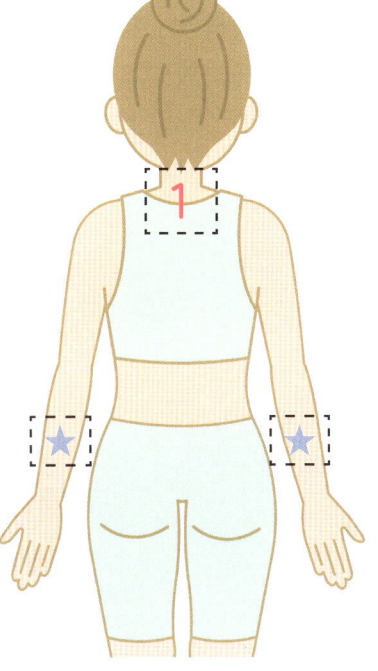

※寸：指手指同身寸。

疼痛

肩部酸痛

温暖从脖子到肩膀的斜方肌，有效缓解肩部酸痛。

肩部酸痛和身体受寒有关。想要改善因受寒而引起的酸痛，可以尝试温暖从脖子到肩膀的斜方肌，促进血液循环。放松肩胛是非常重要的，在肩胛骨的上侧贴上暖宝宝，和肘部穴位一起温暖的话效果更佳。

温暖这些部位！

1
肩胛骨上侧

将暖宝宝中心点对准肩胛骨上方，左右两侧同时贴。

提升效果的穴位

★ 曲池

屈肘成直角，位于肘弯横纹尽头处。左右两侧都有穴位，因此两边都需要贴暖宝宝。

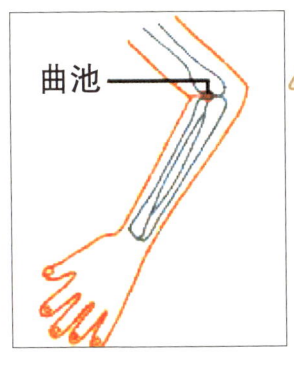

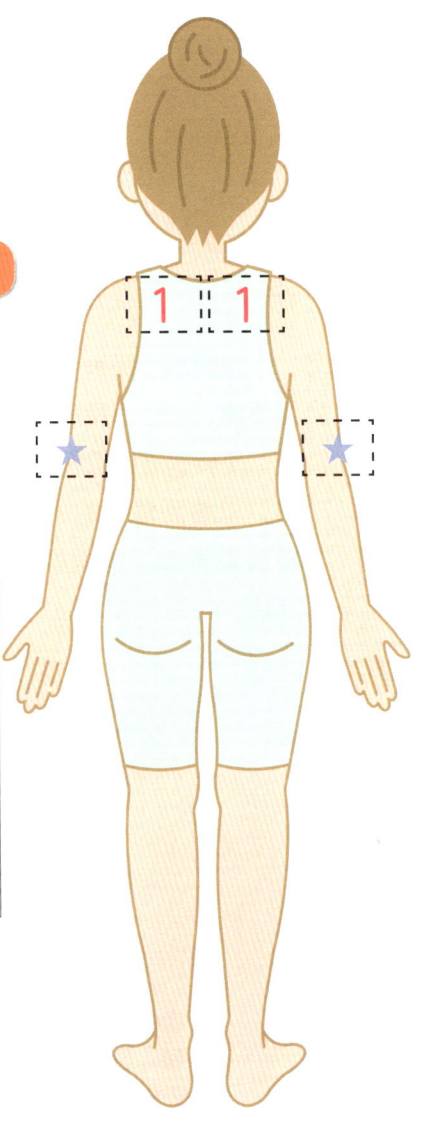

曲池

疼痛 肩周炎

胳膊抬不起来、肩膀疼痛都可以通过温暖肩部来缓解。

胳膊抬不起来，或者肩膀一动就感到剧烈疼痛，这些都是肩周炎的典型症状。肩周炎，是肩膀周围组织的炎症和肌肉硬化引起的。以感到疼痛的部位为中心，贴上暖宝宝温暖肩部，逐渐放松肌肉，可有效缓解症状。

温暖这些部位！

1
肩膀周围

将暖宝宝横向贴在双肩的正面和背面，盖住肩膀。也可以从正面朝背面竖着贴，左右各贴2张。

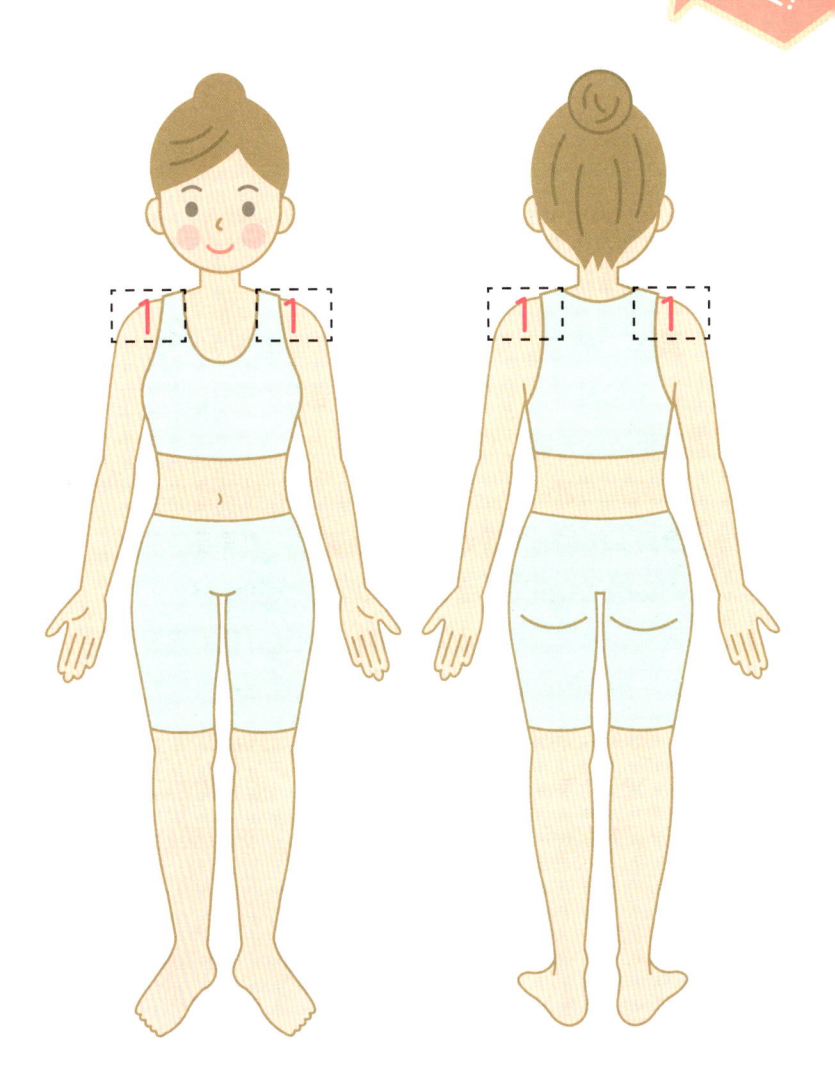

温暖这些部位!

61

内脏功能失调 胃部不适

使副交感神经占据主导地位，减轻胃部压力。

胃痛、恶心、呕吐、食欲不振等可视为"胃部不适"。无论是哪一种情况，减轻胃部压力都是预防或改善胃部不适的关键。

吃饭要细嚼慢咽，帮助消化，避免吃刺激性食物。另外，全身保暖也非常重要。特别是腹部，如果受凉的话，内脏的功能就会下降，会给胃部造成更大的负担。

因此，为了预防或改善胃部不适症状，我们需要重点注意以下部位的保暖，包括肚脐上方及其周围，还有臀部中央（温暖此部位可以使副交感神经处于兴奋状态、具有放松身心的功效），以此减轻胃部负担，提高胃的功能。另外，同时温暖手腕和小腿外侧相关穴位，效果更佳。

温暖这些部位!

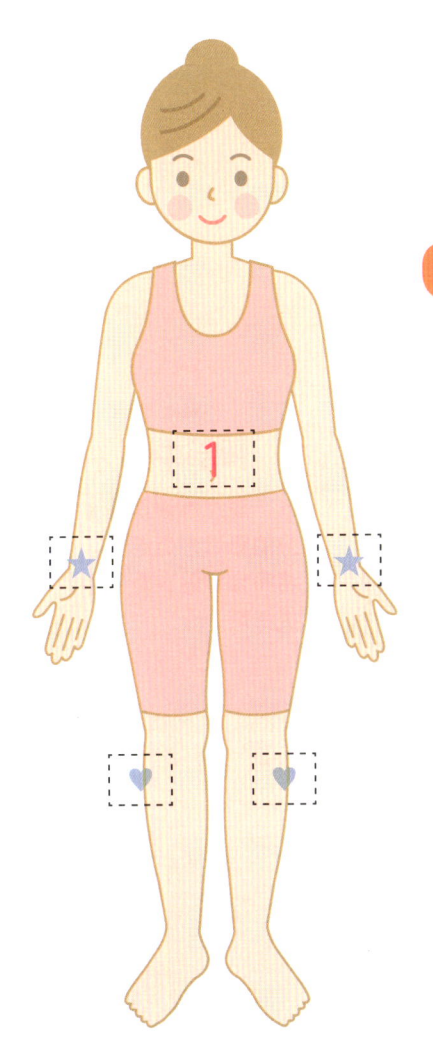

1
肚脐上方及周围

将暖宝宝的中心贴在肚脐稍上方的部位。

提升效果的穴位

★ **内关**

位于前臂掌侧,腕横纹上2寸。左右两侧都有穴位,因此两边都需要贴暖宝宝。

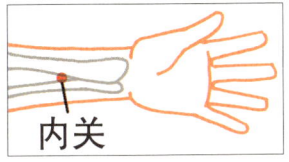

♥ **足三里**

位于小腿外侧,膝盖骨外侧下方凹陷往下约4指宽处。左右两侧都有穴位,因此两边都需要贴暖宝宝。

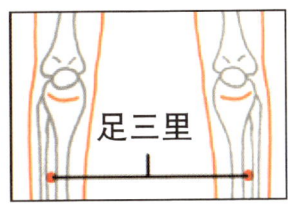

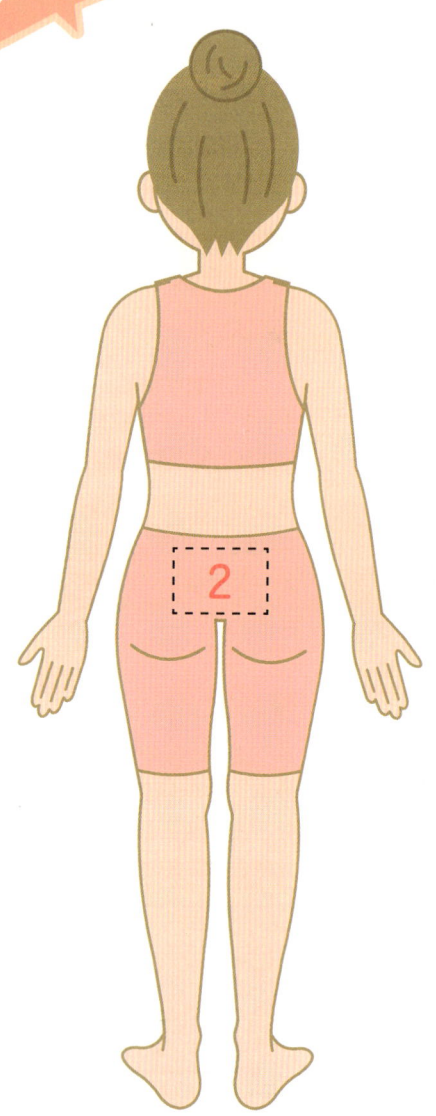

温暖这些部位！

2
臀部中央

重点温暖尾骨上方的骶骨附近部位。将暖宝宝贴在臀部中央即可。

内脏功能失调 便秘、腹泻

温暖腹部，维持正常的肠胃蠕动。

便秘和腹泻的主要原因是消化不良、腹部受寒、压力等引起的胃肠功能紊乱。要预防或改善便秘，关键在于多吃富含膳食纤维的食物、摄取充足的水分和坚持适量的运动；腹泻时需要注意减轻压力。

无论是哪种症状，都不要让腹部受凉。腹部受凉会导致胃肠血管收缩、血流不畅，胃肠功能下降。另外，还需要适当放松，因为一直处于紧张状态的话，身体也会随之变冷。

因此，为了预防或改善便秘和腹泻，我们需要重点注意肚脐上方及其周围，还有臀部中央的保暖。同时温暖手腕和腿部相关穴位，效果更佳。

温暖这些部位！

1
肚脐上方及周围

将暖宝宝的中心贴在肚脐稍微靠上的部位。

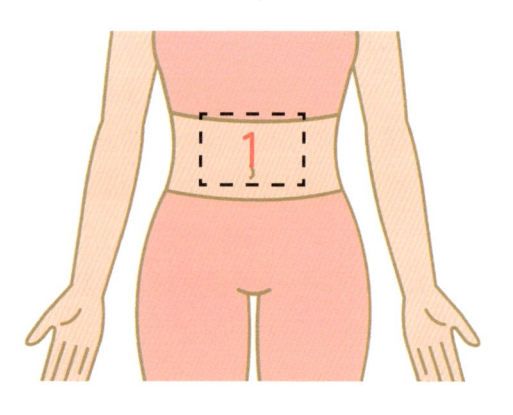

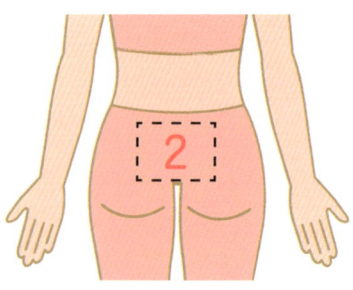

2
臀部中央

重点温暖尾骨上方的骶骨附近部位。将暖宝宝贴在臀部中央即可。

提升效果的穴位

◆梁丘

位于股前区，用力伸展膝盖时，髌骨上2寸；膝盖骨外侧端，约3横指的上方。穴位对称分布于两侧，因此两边都需要贴暖宝宝。

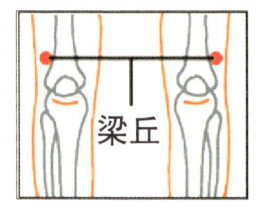

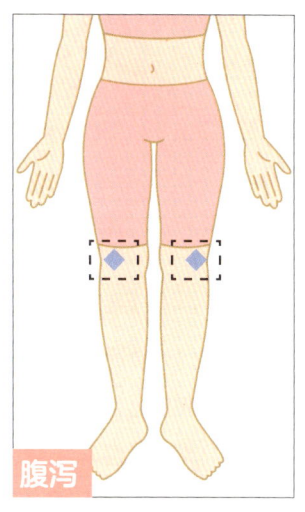

梁丘

腹泻

★神门

位于腕部，腕掌侧横纹尺侧端，尺侧腕屈肌腱的桡侧凹陷处。左右两侧都有穴位，因此两边都需要贴暖宝宝。

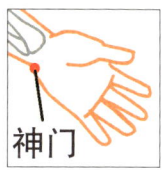

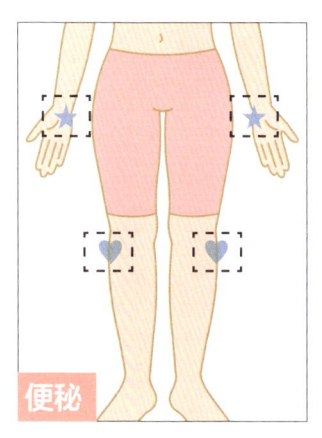

神门

♥足三里

位于小腿外侧，膝盖骨外侧下方凹陷往下约4横指宽处。左右两侧都有穴位，因此两边都需要贴暖宝宝。

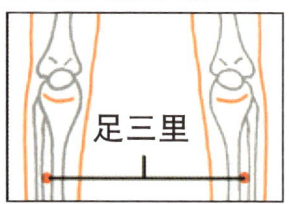

足三里

便秘

内脏功能失调 — 肝功能障碍

促进血液循环，输送营养和氧气，提高肝脏功能。

脂肪堆积会降低肝脏功能。要改善这种情况，除了调整饮食习惯之外，保持身体温暖也非常重要。温暖腹部右上方、肚脐上方及周围，可以促进血液循环，帮助维持肝脏的正常功能。温暖臀部中央，让副交感神经处于兴奋状态也很重要。

温暖这些部位！

1
腹部右上方

将暖宝宝贴在以右上腹部最后一根肋骨下缘为中心的区域。因为肝脏就位于此处。

温暖这些部位！

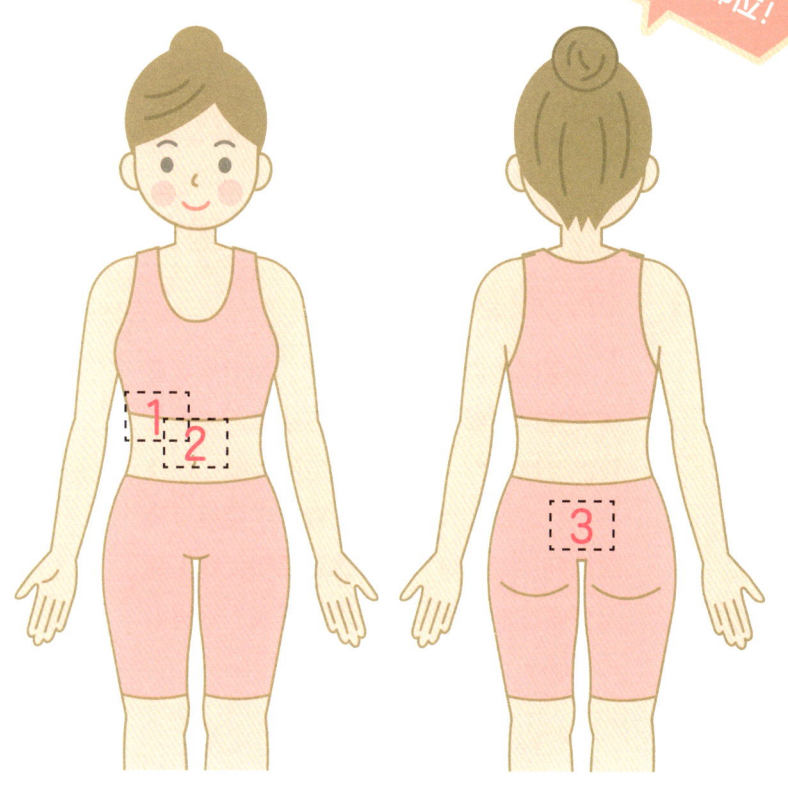

2
肚脐上方及周围
将暖宝宝的中心贴在肚脐稍上方的部位。

3
臀部中央
重点温暖尾骨上方的骶骨附近部位。将暖宝宝贴在臀部中央即可。

内脏功能失调

尿频

温暖泌尿系统周围部位，改善泌尿功能。

尿频的原因之一是受寒。我们需要重点关注以下部位的保暖，包括靠近泌尿系统的肚脐下方，大血管穿行的大腿，以及与副交感神经兴奋相关的臀部中央等。预防夜间尿频，可以尝试在腹部和大腿上裹上保暖性能良好，还能吸收汗液的厨房纸巾入睡。

温暖这些部位！

1
肚脐下方

以肚脐下方为中心，将暖宝宝贴在下腹部。

温暖这些部位！

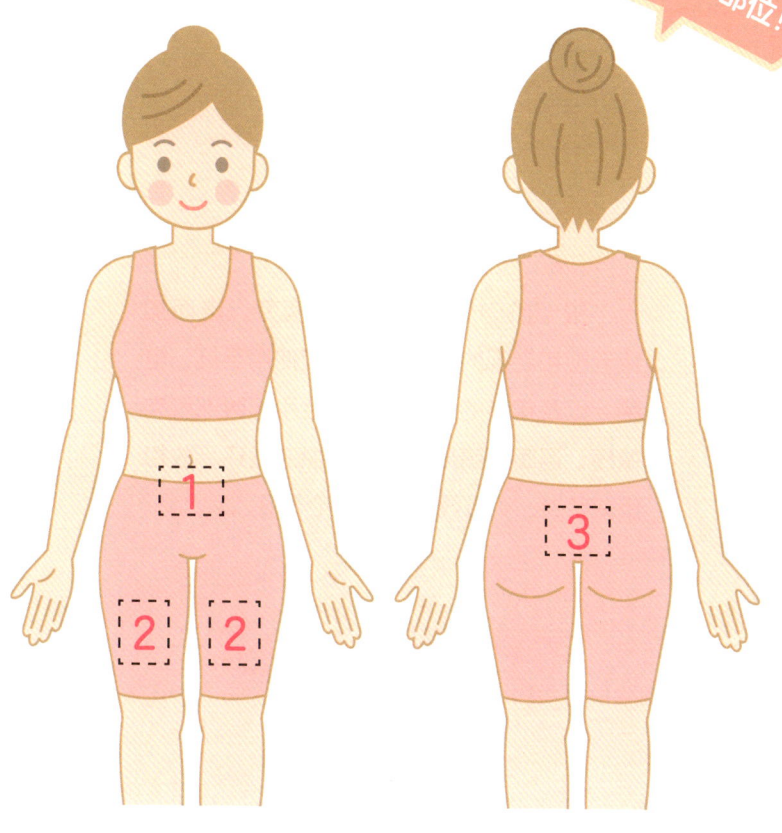

2
大腿
将暖宝宝竖着贴在双腿的大腿前侧。

3
臀部中央
重点温暖尾骨上方的骶骨附近部位。将暖宝宝贴在臀部中央即可。

眼部不适 近视、老视

温暖并放松眼部肌肉。

眼部肌肉僵硬会加重视疲劳，进而加快近视和老视的进程。长时间使用手机、电脑，以及年龄的增长都可能会引起眼部肌肉僵硬。温暖眼睛周围，促进血液循环，放松眼部肌肉，可有效改善近视和老视。

温暖这些部位！

1
眼部周围

不要直接将暖宝宝贴在眼睛上。应将毛巾放在眼皮上，再把暖宝宝贴在毛巾上面。另外，时间最好控制在20~30分钟，如果觉得不适请立即停止。

热敷眼部的方法

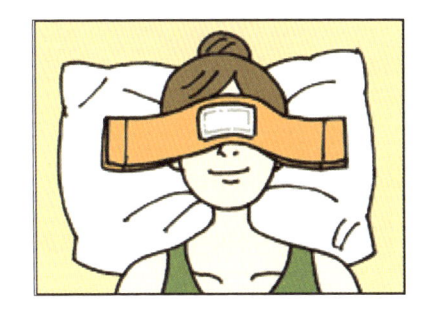

躺下，脸部朝上，闭上眼睛。在脸部铺上干毛巾（眼皮上方），在毛巾上贴上暖宝宝。

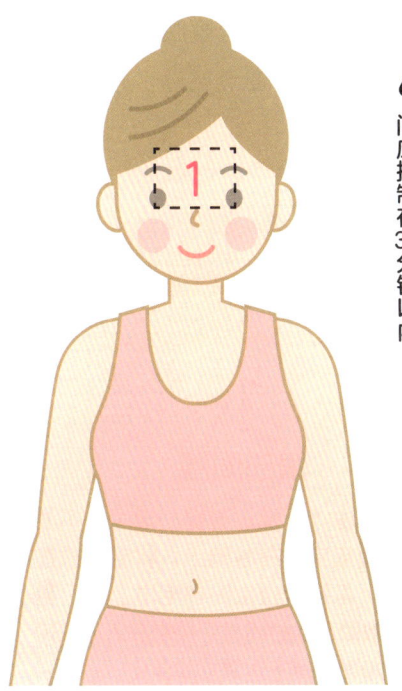

⚠️ 请不要直接将暖宝宝贴在眼睛上。另外，热敷眼部的时间应控制在30分钟以内。

眼部不适

青光眼

促进血液循环，改善用眼习惯。

青光眼与眼压升高、血管不能自动调节、视神经血液供应明显减少有关。近年来，不良的生活习惯导致眼部血液循环不畅等被认为是造成青光眼的原因之一。除了改变生活习惯之外，还可以尝试温暖眼睛周围、肚脐上方及周围和腰部等部位，改善血液循环，为眼睛提供充足的营养和氧气。

温暖这些部位！

1
眼部周围

和前述"近视、老视"相同，不要直接将暖宝宝贴在眼睛上。将毛巾放在眼皮上，再把暖宝宝贴在毛巾上面。另外，热敷眼部的时间最好控制在20～30分钟，如果觉得不适请立即停止。

温暖这些部位！

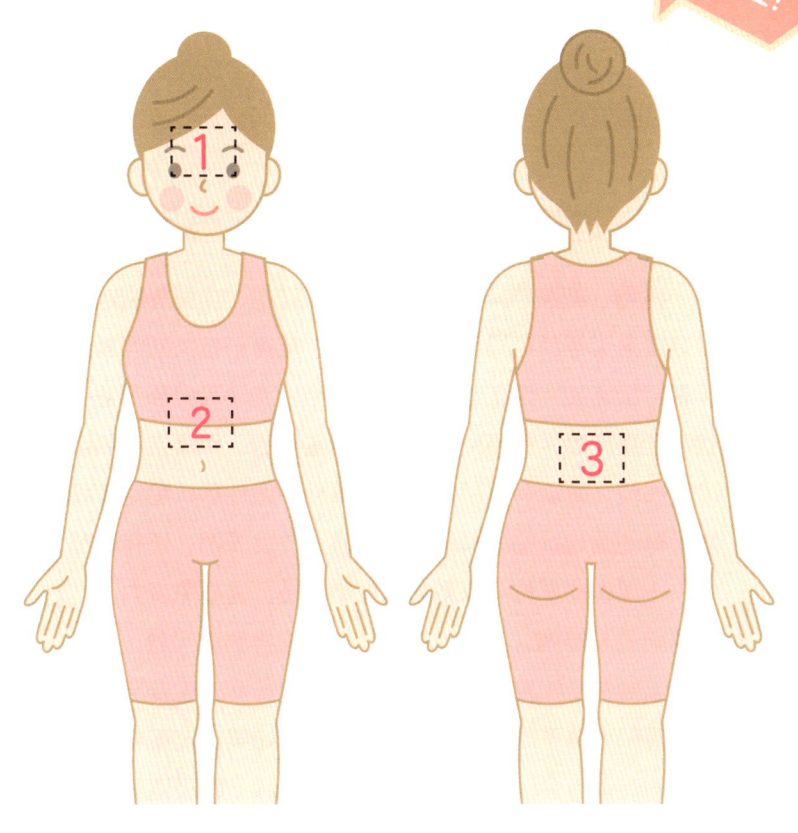

2
肚脐上方及周围
将暖宝宝的中心贴在肚脐稍微靠上的部位。

3
腰部
将暖宝宝贴在腰部正中央。

鼻部不适

鼻塞、流涕

通过提升体温，改善鼻部顽症。

病毒、细菌感染引起的鼻窦炎，花粉、尘螨等引起的过敏性鼻炎等都可导致鼻塞、流涕，与鼻子有关的问题近年来持续增加。为了预防或改善鼻塞、流涕等鼻部不适症状，全身保暖、提高免疫力是非常重要的。用暖宝宝热敷以下部位，可以有效预防或改善鼻部不适症状，包括皮肤附近有动脉走行的上臂前侧，肚脐上方及周围，还有臀部中央（温暖此部位可以激活副交感神经、提高免疫力），脚踝前侧及周围。另外，如果想要解决鼻塞的问题，可以通过温暖鼻子和鼻子周围来有效缓解。鼻塞的主要原因之一是鼻子和鼻子周围的血液循环障碍。如果血流不畅，鼻黏膜的血管也会受到影响，黏膜就会水肿，呼吸道就会因此而变窄。

1
上臂前侧

将暖宝宝贴在肩膀和肘部的中间部分，同时贴在左右两侧。

2
肚脐上方及周围

将暖宝宝的中心贴在肚脐稍微上方的部位。

3 臀部中央

重点温暖尾骨上方的骶骨附近部位。将暖宝宝贴在臀部中央即可。

提升效果的穴位

★合谷

位于人体的手背部位,第二掌骨中点的拇指侧,第一、二掌骨间,第二掌骨桡侧的中点。

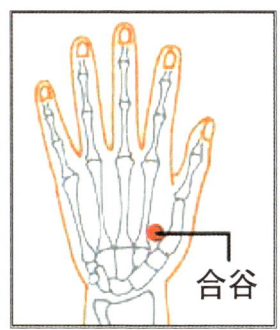

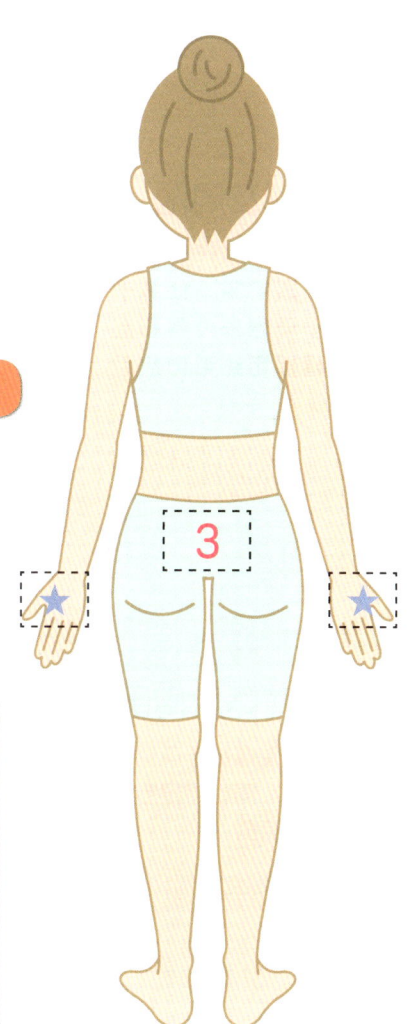

温暖这些部位!

合谷

温暖这些部位！

5
鼻部及周围

将干毛巾敷在脸上，再贴上暖宝宝，让鼻子及鼻子周围部位暖和起来。直接用热毛巾热敷也可以。

4
脚踝前侧及周围

重点温暖脚踝前侧及周围部位。同时将暖宝宝贴在左右两侧。

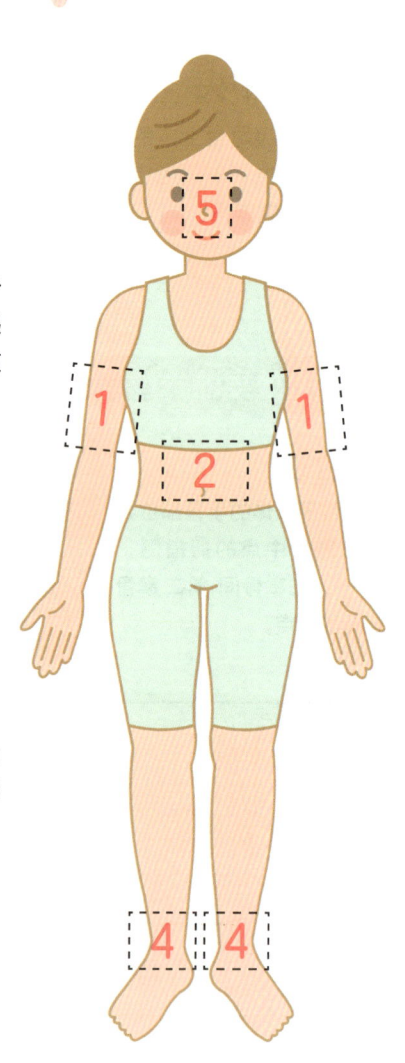

耳部不适

耳鸣、听力下降

消除压力和不安，改善耳鸣、听力下降症状。

耳鸣和听力下降的原因多种多样，部分情况下是受到压力和焦虑情绪的影响。可以将暖宝宝贴在臀部中央，让副交感神经处于主导地位，放松身体，减轻压力和不安。

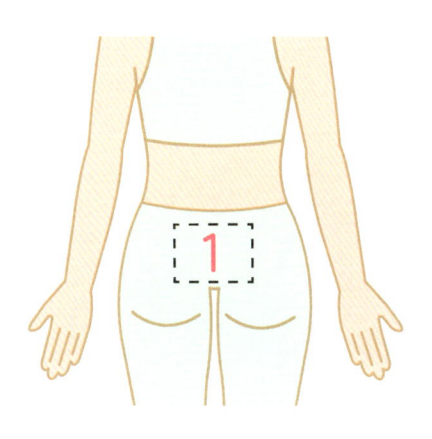

温暖这些部位！

1 臀部中央

重点温暖尾骨上方的骶骨附近部位。将暖宝宝贴在臀部中央即可。

其他身体不适 失眠

温暖脖颈后侧，恢复正常体温调节功能。

如果身体寒冷的话，入睡前的体温调节功能则无法正常工作，导致入睡困难。可以尝试在颈部围上一条毛巾，再在脖颈后侧的毛巾上贴上暖宝宝，让颈部后侧暖和起来。这样一来，血液循环就会得到改善，血液能够到达手脚末梢，体温调节功能也会随之恢复正常。

温暖这些部位!

1 脖颈后侧

在脖颈处围上毛巾或围巾，再在脖颈后侧上面贴上暖宝宝。

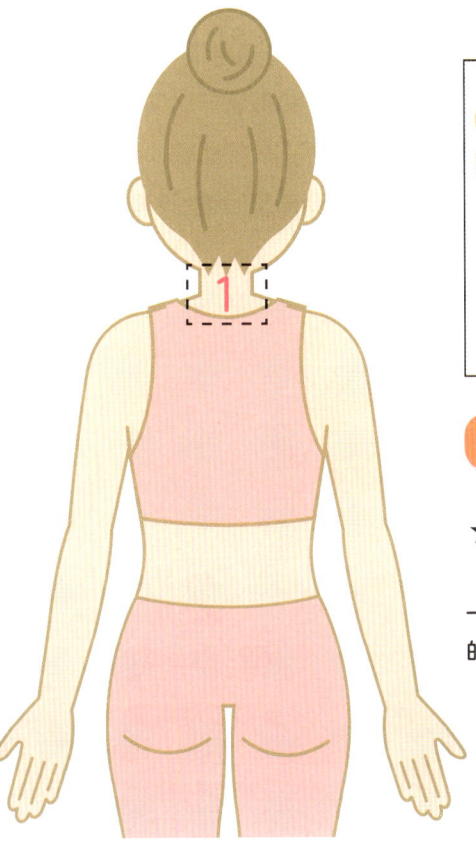

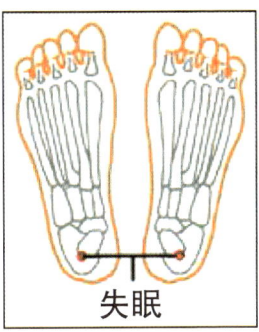

失眠

提升效果的穴位

★失眠

位于从外踝高点作一垂线与足底中线相交的点，左右对称。

腿部水肿

其他身体不适

温暖腰部上方以及臀部中央。

有时候明明没有生病,腿部却会出现水肿。如果你有上述症状的话,可能是因为身体的体液调节功能出现了问题。想要改善水肿,需要注意以下部位的保暖,包括邻近肾脏和膀胱的腰部上方,可以兴奋副交感神经的臀部中央,以及分布在腹部的相关穴位。

温暖这些部位!

1 腰部上方

将暖宝宝贴在腰部上侧约一手掌宽处,覆盖着脊椎骨,左右对称贴。

2 臀部中央

重点温暖尾骨上方的骶骨附近部位。将暖宝宝贴在臀部中央即可。

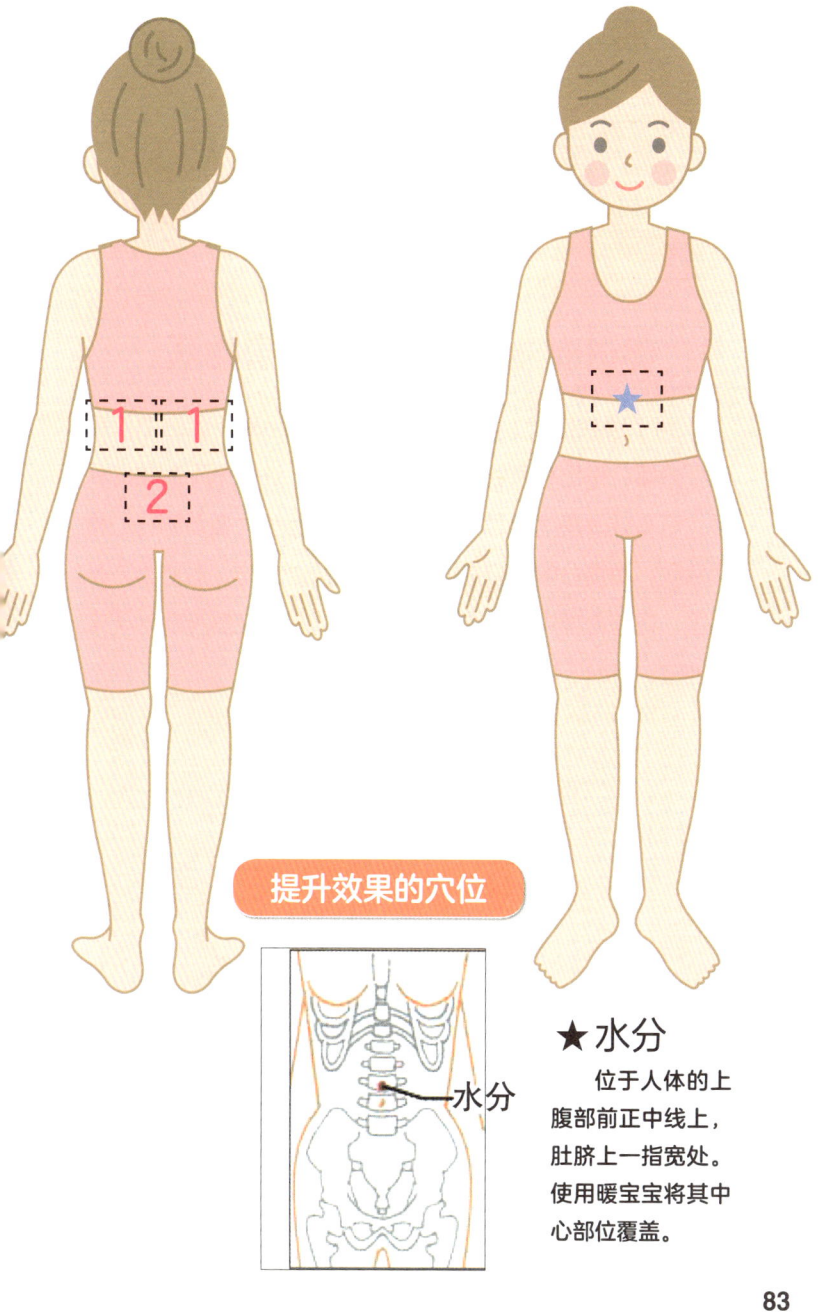

提升效果的穴位

★水分

位于人体的上腹部前正中线上，肚脐上一指宽处。使用暖宝宝将其中心部位覆盖。

其他身体不适

宿醉

促进血液循环，排出有害物质。

为了缓解宿醉，首先要让全身暖和起来，促进血液循环，分解、排出有害物质是非常重要的。注意以下部位的保暖，可有效改善宿醉导致的身体不适。包括大血管穿行的脖颈后侧，负责分解酒精的肝脏所在的腰部上方、肚脐上方及周围，还有臀部中央（温暖此部位可以使副交感神经处于主导地位、有助于扩张血管）。

温暖这些部位！

1
脖颈后侧

在脖颈处围上毛巾或围巾，再在后脖颈处贴上暖宝宝。

2
腰部上方

将暖宝宝贴在腰部上侧约一手掌宽处，覆盖脊椎骨，左右对称贴。

> 温暖这些部位！

3
肚脐上方及周围

将暖宝宝的中心贴在肚脐稍上方的部位。

4
臀部中央

重点温暖尾骨上方的骶骨附近部位。将暖宝宝贴在臀部中央即可。

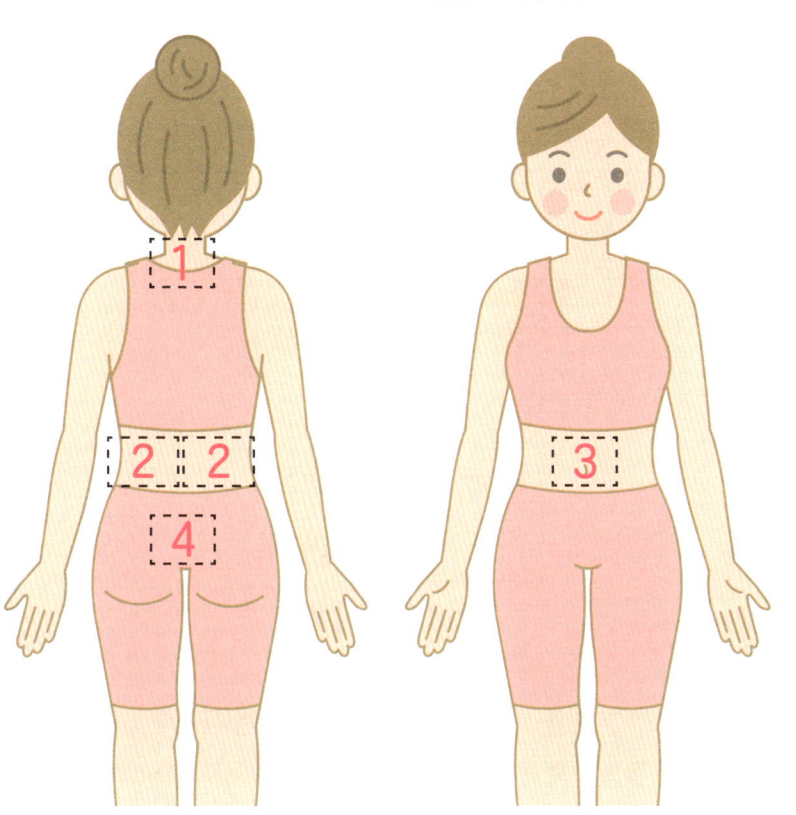

其他身体不适

感染

夏季也要注意保暖，预防各类感染。

一定范围内，体温上升1℃，免疫力也会随之上升，所以保持身体温暖，促进血液循环是非常重要的，特别是聚集着免疫细胞的肠道所在的肚脐上方及周围，有大块肌肉的大腿，还有臀部中央（温暖此部位可以让副交感神经处于主导地位、激活免疫细胞）。良好的免疫力对于预防感染非常重要。

温暖这些部位！

1
肚脐上方及周围
将暖宝宝的中心贴在肚脐稍上方的部位。

2
大腿
将暖宝宝竖着贴在双腿的大腿前侧。

3
臀部中央
重点温暖尾骨上方的骶骨附近部位。将暖宝宝贴在臀部中央即可。

温暖这些部位！

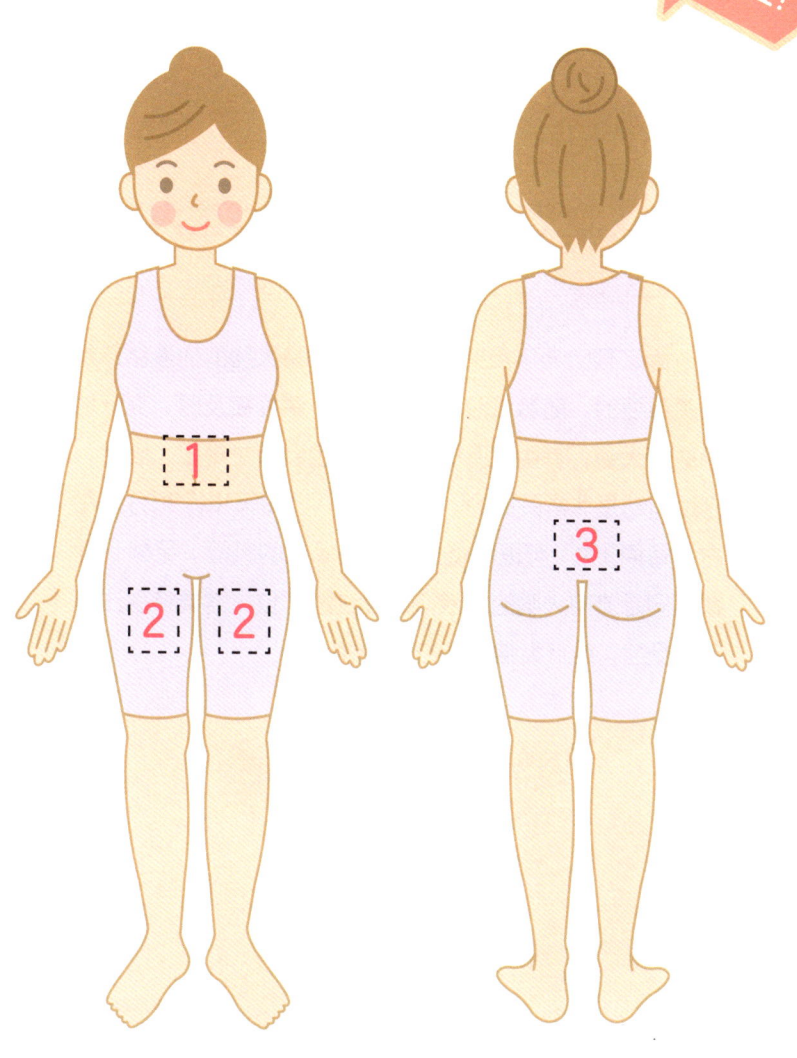

其他身体不适 — 老年痴呆症

保持大脑供血充足，清理脑内堆积的"垃圾"。

为了预防老年痴呆症，增强并维持大脑的血液循环是至关重要的。随着血液循环的作用，营养被及时、充分地输送至大脑，其中残留的"垃圾"也会随之排出。因此，定期运动是非常关键的。有报告称，"每天步行30分钟左右，每周3次"可以降低患老年痴呆症的风险。另外，脖颈后侧是流向大脑的血液必须经过的部位，需要特别注意不要受凉，维持大脑良好的血液循环。

温暖这些部位！

1

脖颈后侧

给脖颈围上毛巾或围巾，
再在脖颈后侧贴上暖宝宝。

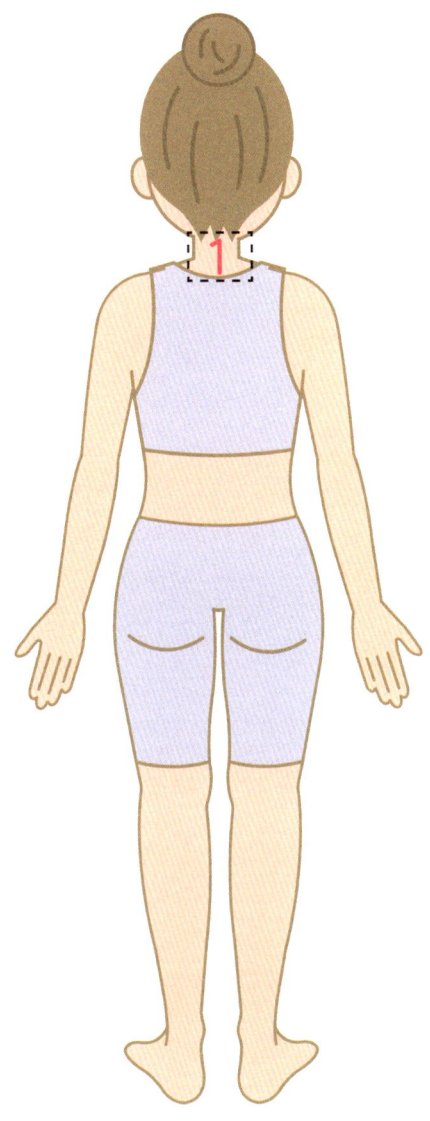

温暖这些部位！

第四章
名医教你提高体温的饮食疗法

通过改善饮食,从身体内部提升体温!我们向名医请教了有效暖身的食材、饮食方式及烹饪方法。在每天的饮食中可以适当加入适合自己的食物,改善"低体温",打造血液循环良好的健康身体。

1

有效暖身的食材、饮食方式及烹饪方法

只需细嚼慢咽,就能"燃烧"体内脂肪,让身体暖和起来。

饮食应以暖身食材为主，对寒凉食材要注意食用的方式方法。

尽量不要摄入低于体温的食物。

饮食是保持体温的重要热量来源。但是，食材中既有可以暖身的食材，也有一些寒凉食材。如果持续摄取寒凉食材的话，就会导致"低体温"。让我们来选取可以暖身的食材和烹饪方法来提高体温，打造健康结实的身体吧。

首先需要注意的是要少吃冷食。在炎热的夏季，冷食备受青睐。但是，冷食的摄取会给身体带来过度的压力，还会使酶的活性降低，从而影响正常的代谢和免疫功能。

冷食入口的瞬间，交感神经会受到刺激，使血管收缩，消化道血流减少。当然，有些人可能会有疑问，是不是将冷食在口腔中停留一段时间，含热后再下咽就可以了呢？实际上并非如此。哪怕只有一点点凉的感觉，只要是温度低于体温的食物，最好还是避免食用。

完全不吃对很多人来说很难做到，那么如何巧妙地摄取低于体温的食物呢？秘诀就是尽可能地使食物接近体温。从冰箱里拿出来的食物，如生蔬菜沙拉和冷豆腐等，可以放置一段时间之后再食用。

此外，吃饭的时候细嚼慢咽非常重要。细嚼慢咽不仅可以帮助消化，还有增加食物热效应以提升体温、提高免疫力的效果。一般来说，一口食物咀嚼30次左右是最理想的。仔细咀嚼食物时，口腔中的神经会向大脑传递信号，促进大脑神经递质的分泌。神经递质会刺激饱中枢和交感神经，从而抑制食欲；而且还有减轻胃肠负担、提高营养吸收率，间接避免内脏脂肪堆积的功效，对减肥也有一定的帮助。

综上所述，少吃生冷寒凉食物、细嚼慢咽是维持身体正常体温的重要方法，当然，能尽量多地摄取一些"暖身食材"就更好了。

一般来说，黑芝麻、胡萝卜等颜色较深的食材，生姜等在地下生长的食材，韭菜、大葱等在寒冷环境下也能生长的食材，都被认为是能够暖身的食材。

与之相对，白萝卜等颜色较浅的食材，西瓜等富含水分的食材，西红柿、黄瓜等在炎热时节采摘的食材，被认为是会使身体变冷的寒凉食材。但是，这并不意味着完全不能摄入这些食材。可以通过加入胡椒粉等热性的香辛料使其不那么寒凉，还可以将其与暖身食材一起搭配烹饪，或者通过加热等方式让其变成"暖身食物"之后再食用。

🗨 吃法小窍门

◎ 尽量不吃冷食。

◎ 多食用高于体温、至少是常温的食物。

◎ 细嚼慢咽（一口食物咀嚼30次左右是最理想的）。

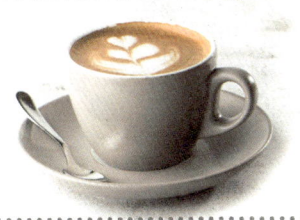

🗨 寒凉食材烹饪小窍门

◎ 通过加入胡椒粉等热性的香辛料让食材不那么寒凉。

◎ 可以和暖身食材一同搭配烹饪。

◎ 加热。

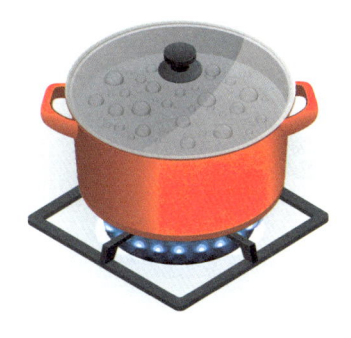

暖身食材挑选小窍门

颜色较深的食物
（黑色、红色）

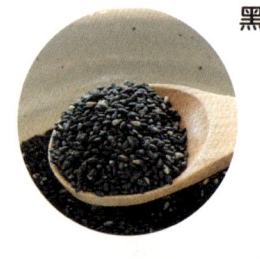

黑芝麻

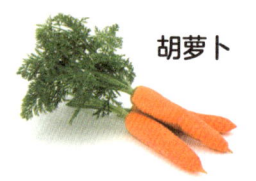

胡萝卜

三文鱼

此外还有辣椒、黑糖、糙米、纳豆、肉类等。

生长在寒冷地区，或在寒冷时节丰收的食物

韭菜

大葱

地下生长的蔬菜

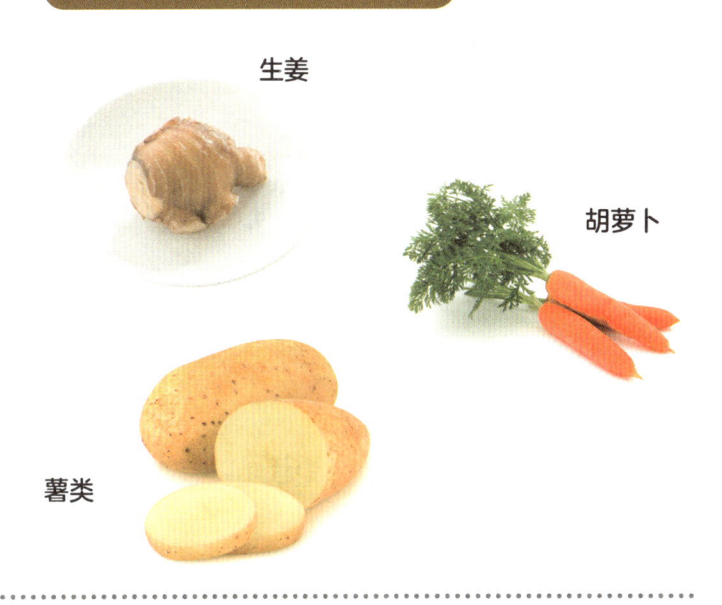

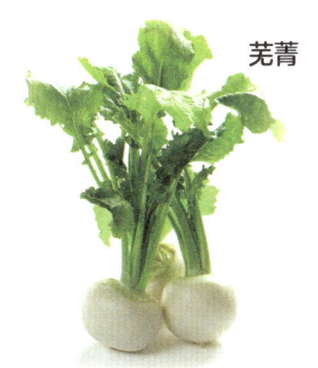

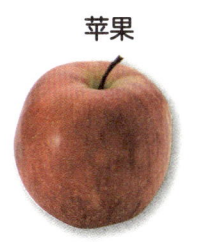

生姜

胡萝卜

薯类

芜菁

苹果

改善体寒的食材"灰树花"

烟酸和β-葡聚糖可改善血液循环，同时可以减少"衰老元凶"AGE！

对血管和血液循环有百益而无一害的"优秀菌类"。

灰树花、阳荷、发酵食品，打造改善"低体温"的最强料理。

要想提升体温，最重要的是促进血液循环，从内部温暖身体。为此，川岛医生推荐的是菌类的灰树花。这种菌类在野生环境中很难大量采收，实现人工栽培以后，因其独特的香味和口感而备受青睐。

灰树花中富含烟酸（维生素B_3），具有扩张血管、促进血液循环的功效。属于水溶性维生素B族之一的烟酸，虽然在其他菌类中也很常见，但是从烟酸含量来说灰树花可谓是菌菇之王。

另外，灰树花还有一个特点，就是β-葡聚糖的含量很高。β-葡聚糖是水溶性膳食纤维之一，具有修复免疫功能、抑制癌细胞增殖、降压、降糖、降胆固醇等多种功效。另外，其还有调节肠道环境的作用，所以具有一定的

阳荷

富含促进血液循环的物质。

发酵食品

发酵食品中富含的酶可以有效提升体温。

通便效果。

除此之外，灰树花还具有减少AGE（晚期糖基化终末产物）的作用。其中发挥主要功效的是灰树花中所富含的多酚类化合物和多糖等，它们与被称为"衰老元凶"的AGE相结合，抑制AGE在体内的累积。而且，最新的研究结果表明，从灰树花中提取的物质还能够有效阻碍AGE的形成。因此，灰树花是一种能够有效促进身体健康的理想食材，每天摄取100 g为最佳。可以尝试将其做成各种各样的菜式，火锅、焖饭、天妇罗、蒜蓉灰树花等。

另外，为了进一步提升其促进血液循环的功效，灰树花可以和阳荷、味噌一起食用。作为夏季常见食材之一，阳荷一直备受青睐，它富含可以促进血液循环的成分，因此，和灰树花一起食用可以进一步起到提升体温的效果。除此之外，味噌等发酵食品也具有提升体温的功效。将灰树花和阳荷作为味噌汤的配料一起食用，可谓是改善"低体温"的超强料理。

注：味噌，又称日式大豆酱，是以黄豆为主原料，加入盐及不同的种麹发酵而成。

灰树花的功效

◎ 富含烟酸

有助于扩张血管。

◎ 富含β-葡聚糖

促进血液循环。

◎ 富含多酚类化合物和多糖等

有效抑制AGE的形成和吸收。

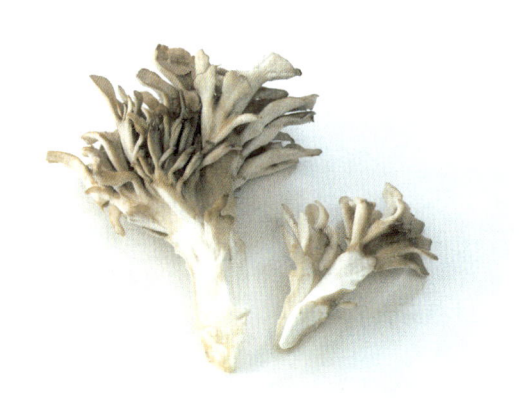

有效改善体寒！

灰树花阳荷特制味噌汤

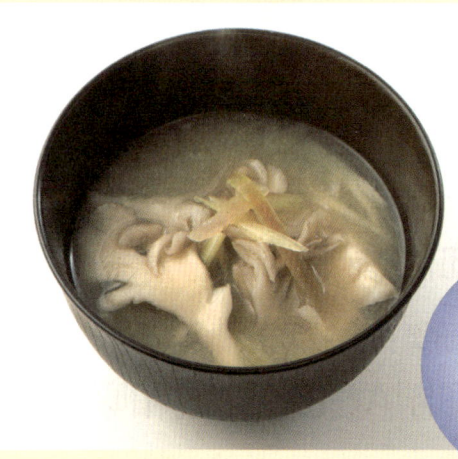

> 每天摄取100 g灰树花最为理想。

食材（2人份）

* 灰树花1包（约100 g）
* 阳荷1个
* 带汤汁的味噌2勺
* 水400 mL

> TIB：味噌，又称日式大豆酱，是以黄豆为主原料，加入盐及不同的种麴发酵而成。

做法

1. 用手将灰树花掰成适当大小，将阳荷切成细丝。
2. 锅内加水烧开，放入灰树花煮2~3分钟，加入阳荷丝，然后关火。
3. 放入味噌搅拌均匀即可。

3

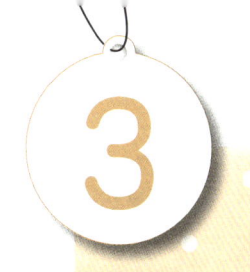

补充人体一氧化氮的饮食

一氧化氮作用于血管平滑肌，能扩张血管，促进血液循环！

荣获诺贝尔奖的学者发现了改善血液循环和高血压的好帮手——一氧化氮。

如果想补充体内一氧化氮含量，饮食选择至关重要。

一氧化氮是由氮和氧组成的氮氧化合物，进入血管后作用于血管的平滑肌，使血管扩张。血管变宽，血液流动就会更加通畅，体温也会随之上升。

废气、烟草的烟雾中含有的一氧化氮，是造成光化学烟雾和酸雨的主要原因，因此曾被视为有害化学物质。但是，在1998年，以意大利裔美籍药理学家路易斯·J.伊格纳罗博士为首的研究团队发现，体内产生的一氧化氮具有扩张血管的功效，认为一氧化氮是有害物质的观点因此被彻底推翻。伊格纳罗博士获得诺贝尔生理学或医学奖以来，一氧化氮也越来越受到人们的关注，除了可以提升体温之外，其预防和改善高血压及动脉硬化的功效也备受期待。

但是，随着年龄的增长，人体内一氧化氮含量会逐渐减少，到30岁左右其体内含量将会开始不足。我们假设20岁左右的人体内一氧化氮含量为100%，那么到了40岁之后会减少一半，60岁后则会下降至15%左右。因此，我们在此推荐一些可以促进体内生成一氧化氮的食材。

促进体内生成一氧化氮的食材可以大致分为三类。第一类是富含L-精氨酸的食材，L-精氨酸是生成一氧化氮的必需物质。第二类是富含L-瓜氨酸的食材，L-瓜氨酸可以促进体内L-精氨酸的生成。第三类是富含抗氧化物质的食材，抗氧化物质可以有效保护体内产生的一氧化氮。

L-精氨酸是构成蛋白质的一种氨基酸，主要存在于富含蛋白质的食物中，如大豆类，肉类，鲣鱼、金枪鱼等鱼类，坚果类等。L-瓜氨酸也是构成蛋白质的一种氨基酸，西瓜、哈密瓜、枸杞、黄瓜、苦瓜等都含有丰富的L-瓜氨酸。抗氧化的代表性物质有维生素A、维生素C、维生素E和多酚等，它们主要存在于西红柿、青椒、西蓝花等蔬菜中。

促进体内生成一氧化氮的饮食要点是充分摄取这三种类型的食材，平衡膳食。但是，因为过冷的食材会降低体温，所以冷藏后的生蔬菜沙拉要放至接近常温后再食用，西红柿要尽量炖煮等。可以在烹饪方法上精益求精，让我们在享受美食的同时，强健体魄。

一氧化氮促进血液循环的工作原理

一氧化氮直接作用于血管平滑肌，有助于扩张血管。

血管的结构

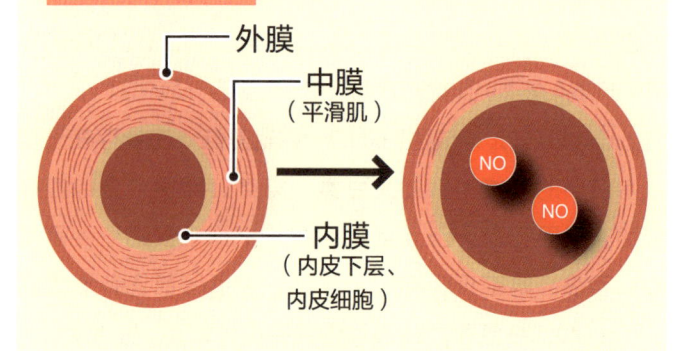

- 外膜
- 中膜（平滑肌）
- 内膜（内皮下层、内皮细胞）

⬇

血管空间变得更加宽阔，血液流动也随之变得更加通畅。

补充体内一氧化氮所必需的营养物质

L-精氨酸

一氧化氮生成所需的"原材料"

●富含L-精氨酸的食物

大豆类
鱼类（特别是鲣鱼、金枪鱼）
肉类
坚果类

L-瓜氨酸

与一氧化氮的生成密切相关的物质

●富含L-瓜氨酸的食物

西瓜
哈密瓜
苦瓜
枸杞
黄瓜

抗氧化物质

保护一氧化氮的营养元素

维生素A（胡萝卜素）

维生素C

维生素E

多酚

坚果类

西瓜

苦瓜

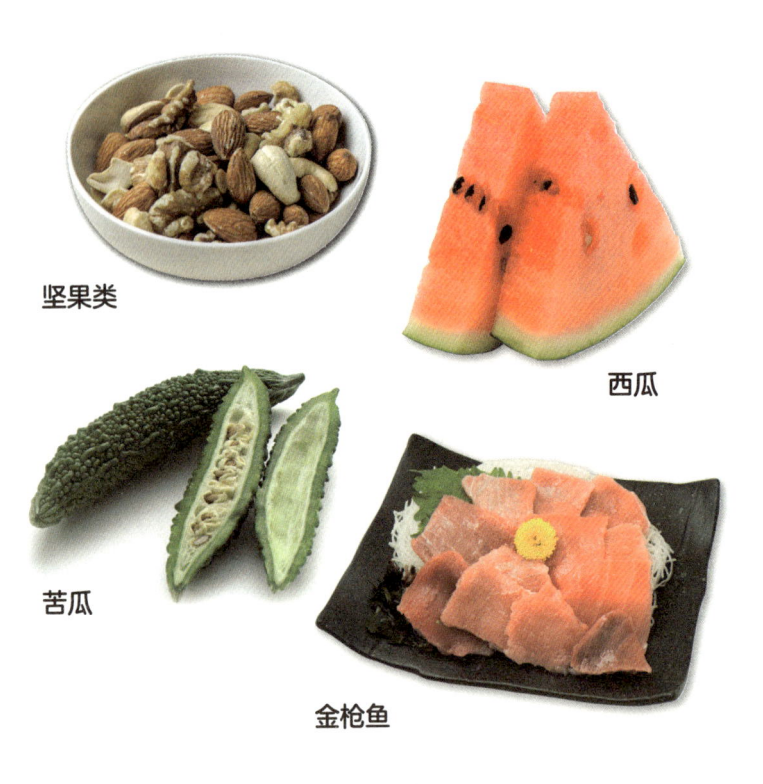

金枪鱼

4

肉桂

唤醒"幽灵血管",重新焕发血流活力,
让身体暖和起来!

融入日常生活的简单方法,实现人体"血管新生"。

简单撒上肉桂粉就可以轻松实现。

保持血管的健康状态对促进血液循环至关重要。血液循环通畅了,体温自然会上升,免疫力也会随之提高,从而达到预防各种疾病的效果。

我们向大家推荐"修复"血管的好食材——肉桂。

从事血管研究20多年的大阪大学教授高仓伸幸说:"在肉桂的众多功效中,保护毛细血管健康这一点备受关注。毛细血管占人体内血管总长度的90%以上,肩负着将氧气和营养物质输送至体内细胞的重要责任。但是,毛细血管非常脆弱,容易受损,一旦破损,血液将无法正常输送到身体末梢,最终毛细血管本身会逐渐萎缩甚至'死亡'。我们将这种血液流动不畅的毛细血管称为'幽灵血管'。"

"幽灵血管"不断增加的话,氧气和营养物质无法充分地抵达脏器和骨骼,会导致细胞衰老,加速人体衰老。另外，毛细血管是由血管内皮细胞和覆盖血管内皮细胞的血管壁细胞构成的双重结构，当毛细血管老化时，这两种细胞间的联系就会变弱，容易脱落，各种疾病的发病风险就会增加。

如果毛细血管健康，血管内皮细胞中名为"Tie2"的受体就会被激活，血管内皮细胞与血管壁细胞的关联也会加强。因此，血液不会从毛细血管渗出，营养成分也能很好地输送到脏器和骨骼。

高仓教授一直从事能够激发Tie2活性的天然物质研究，发现在肉桂中存在可以提升Tie2功效的成分。他在对关于健康人食用肉桂的效果的实验中发现，肉桂具有改善身体水肿的功效，并推测这是由于肉桂中的成分激发了Tie2的活性，使得血管得到了充分修复，从而改善了水肿等症状。

血管得到修复，血流得到改善，血管就会产生"血管新生"机制。因此，如果肉桂能激活Tie2活性，就可以促进毛细血管的再生，让血液可以充分流动到身体的各个角落。

肉桂的食用方法多种多样，最简单的就是在平时喝咖啡或牛奶时撒上肉桂粉。找到适合自己的方法，持之以恒地坚持下去吧!

能够唤醒"幽灵血管"的 Tie2

"幽灵血管"

由于年龄增长和生活习惯等原因，血管变得脆弱，血流中断。到了60～70岁，到达组织末梢的毛细血管要比20岁时减少30%左右。

Tie2

血管内皮细胞中的受体。保持Tie2的活性，血管也会随之变强，人体所需的氧气和营养物质就可以充分地运输至身体各个部位。

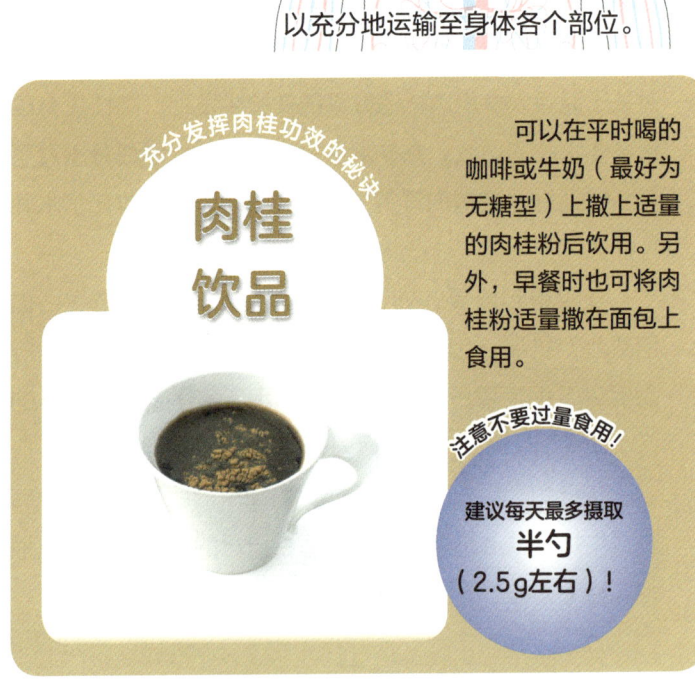

充分发挥肉桂功效的秘诀

肉桂饮品

可以在平时喝的咖啡或牛奶（最好为无糖型）上撒上适量的肉桂粉后饮用。另外，早餐时也可将肉桂粉适量撒在面包上食用。

注意不要过量食用！

建议每天最多摄取
半勺
（2.5g左右）！

> 肉桂中的成分可以有效激发Tie2活性，同时具有扩张血管的功效！

🍑 肉桂是一种树皮

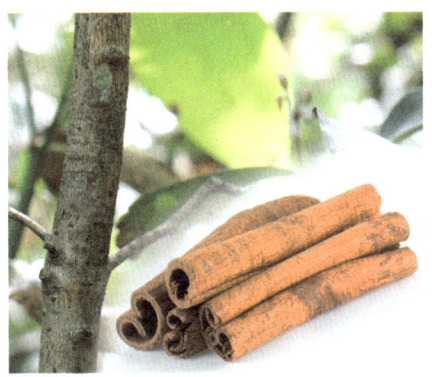

肉桂是由樟科常绿乔木肉桂的树皮制成的香料，原产于斯里兰卡等地，其从古代开始就作为药物被使用。

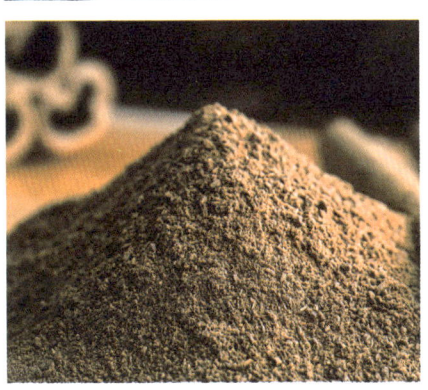

有将肉桂直接干燥处理制成的肉桂棒，还有将其捣碎研磨后制成的肉桂粉。推荐食用肉桂粉，更好消化吸收。

5

荜茇

让具有强化毛细血管作用的胡椒碱充分抵达内脏,有效帮助提高体温!

有报告表明，持续坚持食用2周荜茇，内脏温度上升0.9℃。

每天只要1g，坚持每天食用。

保持内脏的温暖，是维持身体健康的长久之道。内脏温度过低的话，自主神经容易紊乱，导致注意力下降、烦躁不安等，对精神方面也有负面影响。相反，内脏温度上升1℃，免疫力就会随之提高，患癌症和传染病的概率也会大大降低；此外，基础代谢率也会提高15%左右，新陈代谢变好，身体也会更容易瘦下来，倦怠和疲劳感也会随之消失，注意力更加集中，对精神方面也会产生积极的影响。

体寒的人自不必说，即使是在体温正常的人之中，也有六成左右的人存在内脏温度过低的问题。无论尝试什么样的健康疗法，只要内脏受凉，患病风险就会增加。所以有必要时刻注意提高自身的内脏温度。

身体产生的"热量"是通过血液输送的，如果血流不畅，包括内脏在内的全身就很难变暖。因此，促进血液循环，将充足的血液输送到身体的各个部位，是温暖内脏的关键。

关于温暖内脏的食材，在此为大家推荐一种叫作荜茇的香料。它除了有发热作用外，还有修复老化血管的功效。荜茇富含胡椒碱，能够有效强化毛细血管，促使内皮细胞和血管壁细胞的粘连性增强，使得毛细血管更富有弹性，从而有效地将热量传递到身体所需部位。在实际的临床案例中，也有研究报告显示，坚持每天摄取1 g荜茇，两周后一位60岁左右女性的内脏温度上升了0.4℃，还有一位50岁左右男性的内脏温度上升了0.9℃。

荜茇每日的摄取标准为1 g左右，大概1/2茶匙的量，注意不要过量。荜茇粉在超市和百货商店都有销售，平时撒在饭菜上食用即可。

根据个人喜好，可以把荜茇粉适当加在味噌汤或其他汤中，也可撒在意大利面、乌冬面等面食上一起享用。此外，将荜茇粉加在绿茶、红茶、咖啡里面也是一个不错的选择。喜欢做菜的人，也可以将其直接作为胡椒的替代品。作为炖肉底料，荜茇还可以去腥。

荜茇的功效

胡椒碱
具有强化毛细血管的功效

荜茇富含可以强化毛细血管的胡椒碱

↓

保持毛细血管的弹性

↓

将热量充分传递至内脏

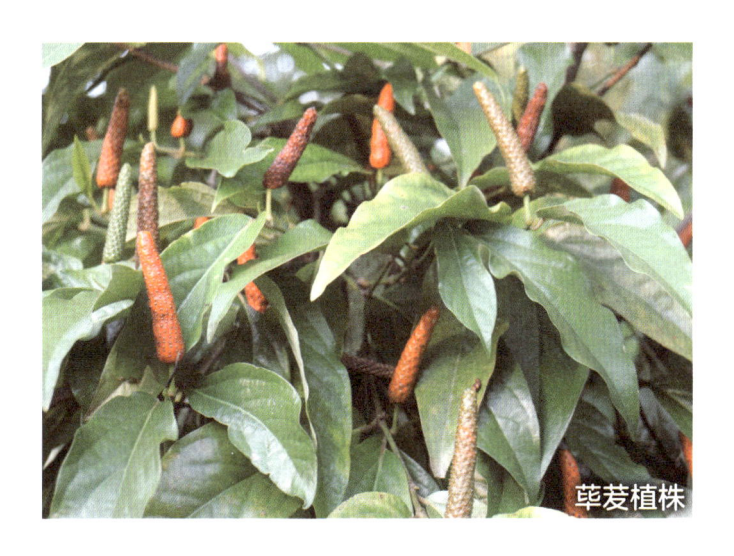

荜茇植株

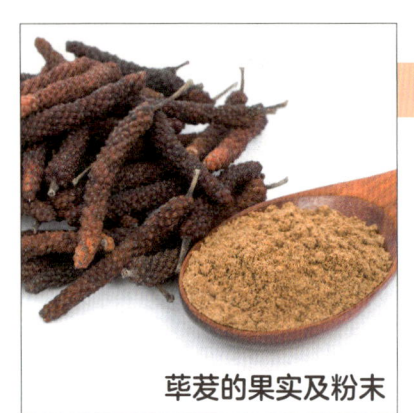

荜茇

属于胡椒科香料的一种。也被称为荜拨、阿犁诃他、椹圣。在中医和印度医学中，是驱寒的常用药草之一。

荜茇的果实及粉末

每天1/2茶匙（约1g）

※刺激性虽小，但也要注意不要摄取过量。

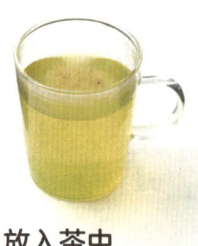

放入茶中　　放入味噌汤中　　撒在面上

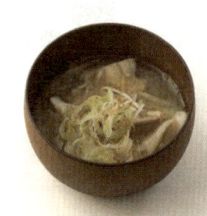

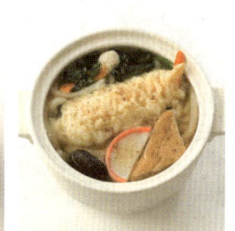

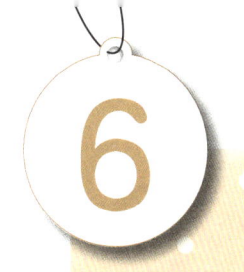

长寿拌饭调味料

生姜、大蒜、辣椒和干鲣鱼片,作用于血管,改善血液循环,有效提升体温!

自制调味料取代食盐，有助于减少盐的摄入。

搭配可以提升体温的其他食材。

对于那些希望摄取有助于驱寒暖身的食物，但又不太擅长做饭的人，可以尝试一下由食品医学研究所代表兼所长平柳医生发明的"长寿拌饭调味料"。因为不需要特殊烹饪加工，所以不必在意热量，也无须考虑每天搭配不同的食材。

所谓"长寿拌饭调味料"，是由生姜、大蒜、辣椒、干鲣鱼片四种食材制成的，推荐每天食用3次，每次1茶匙最为理想。初期可以先试着每天食用1次。每天吃饭时可以直接撒在米饭上一起食用，比较在意血糖的人，也可以搭配其他低糖食材，选择多样。

生姜、大蒜、辣椒等食材具有各种各样有助于身体健康的功效，同时也具有暖身的效果。比如，生姜加热后产生的生姜酚，对于平时体温偏低的人来说具有一定的暖身驱寒效果。

在以"体寒的年轻女性"为对象进行的调查研究中发现，吃饭时加入2g左右生姜，体内热量消耗会比不加生姜的人更大。热量消耗增加会使体温上升，从而改善体寒症状。

此外，大蒜的有效成分蒜氨酸和大蒜素，具有促进血液循环、暖身驱寒的功效。大蒜除了我们了解的杀菌、抗菌作用外，还有助于消除疲劳。辣椒所含的辣椒素也具有一定的改善体寒、提升体温的作用。意大利米兰大学以10名肥胖年轻男女为对象进行了一项实验，结果表明，在饮食中加入2 mg辣椒素，热量消耗量要比不加的人更大。但是，过量摄取辣椒素会促进排汗，出汗过程中身体的热量会随之流失，体温也会随之下降，所以在食用时需要注意不要过量。

平柳医生推荐的"长寿拌饭调味料"，除了能有效改善"低体温"之外，还很适合肥胖、高血压、糖尿病、脑卒中、癌症、阿尔茨海默病等各种疾病的患者，而且与任何食材都能够完美搭配，不妨尝试一下。

💬 "长寿拌饭调味料"的制作方法

食材

- 生姜粉……14 g
- 大蒜粉……14 g
- 辣椒粉……7 g
- 干鲣鱼片……70 g

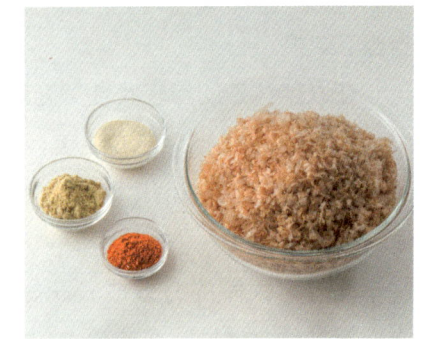

其他所需物品

带密封条的保鲜袋及秤。

做法

1

把保鲜袋尽量撑开,将食材全部放入其中。放入前可以将食材按照分量称好,也可以将食材放入保鲜袋后再称重。

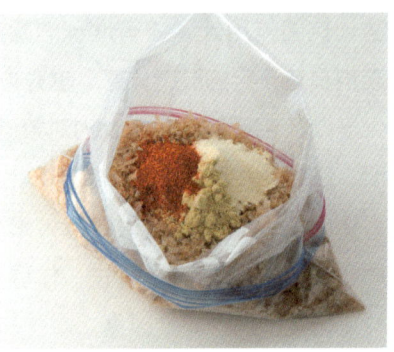

2

抽干保鲜袋里的空气后,将袋口封紧。用双手夹住袋子,然后摇一摇袋子,尽量将食材混合均匀。

★ 常温条件下可保存1个月左右。

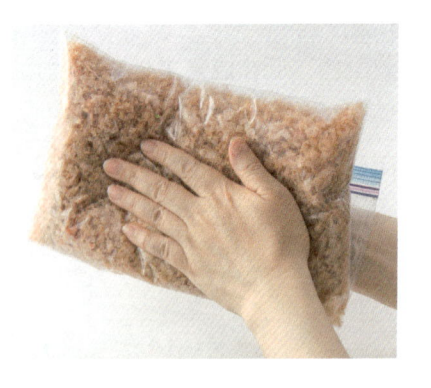

世界公认的三种食材的主要功效

＊生姜

　　生姜中含有的生姜酚具有杀菌、发汗、解热等功效，生姜酚还具有改善体寒、促进脂肪"燃烧"的作用。除此之外，还有促进血液循环、降血压、改善脂质异常、减肥等效果。

＊大蒜

　　大蒜中富含的大蒜素与维生素B_1发生反应产生的蒜氨酸，具有消除疲劳的功效。此外，还有助于调节胆固醇平衡、预防动脉硬化。蒜氨酸对于改善血液循环也有一定的效果。

＊辣椒

　　辣椒中被称为辣椒素的辣味成分具有防止脂肪堆积和促进脂肪"燃烧"的作用，对减肥非常有效。此外，还有助于改善高血压和减少甘油三酯，起到预防心肌梗死和脑卒中的效果。

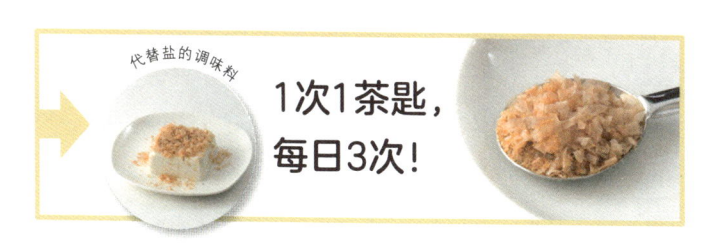

代替盐的调味料

1次1茶匙，每日3次！

7

药膳一人锅

在温暖的季节,也可以独自享受的药膳锅!
美味食材和汤一起入口,暖身又暖心!

用最常见的食材搭配出来的火锅就可以温暖你。通过合理膳食，战胜"低体温"。

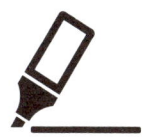

其实，夏天更应该吃火锅来温暖身体。

提到火锅，大家可能会有一种它只有在寒冷的冬季才会"出场"的印象。其实在炎热的夏天，特别是空调环境下，身体更加容易受寒，因此火锅是值得推荐的美味佳肴。"热乎乎的汤汁，暖身的食材，与汤为伴，入口温暖"，每一点都是对抗"低体温"的有力武器。

三山市工藤内科医院院长工藤孝文为大家推荐的是"药膳一人锅"。这是为了通过饮食来改善各种身体不适症状，同时保持身体健康而发明的药膳。药膳也会被用于治疗疾病，但一般是为了预防疾病。不需要特殊的食材，用我们平时常吃的食材就可以轻松制作。通过食用药膳锅，既能摄取带有药效的食材，且连汤一起下肚，也能温暖胃肠，使代谢功能随之增强。一人食的药膳锅做法简单，还可以根据自己的实际情况选择食材，这也是它的魅力之一。

在并不寒冷的季节里，自己也可以安心享受。

这种药膳锅将肉、鱼贝类等蛋白质，蔬菜，发酵食品，香辛料等一起烹调，每种食材都有其独特的功效，

●鸡肉、牛蒡、芹菜味噌锅

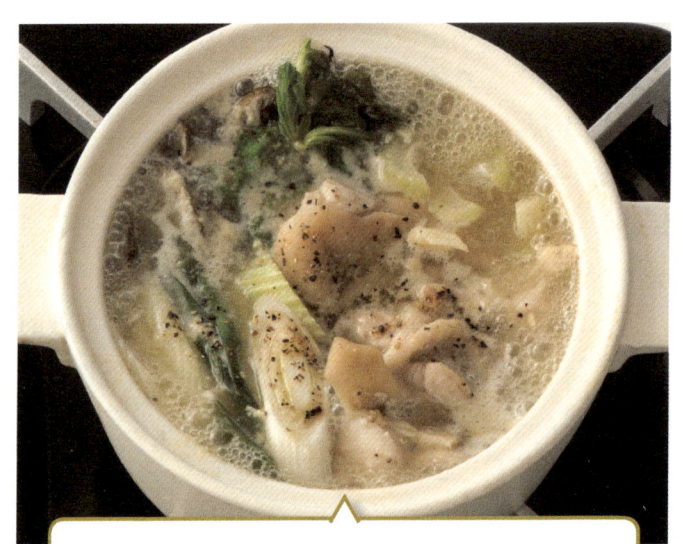

> 鸡肉中含有的肌酸具有暖身效果。另外，芹菜和大葱中含有的谷氨酸，具有促进肠道蠕动的作用。

将多种食材组合使用，作为药膳的功效自然也会提高。

后文介绍的4种药膳一人锅，每种都富含暖身食材。大家可以根据自身的实际情况调整食材的分量和配比。在享受美食的同时，减少健康隐患。

食材 （1人份）

- 鸡肉 ……100 g
- 牛蒡……100 g
- 大葱……50 g
- 芹菜茎……50 g
- 芹菜叶……适量

A
- 味噌……2大茶匙
- 水……200 mL

- 胡椒……适量（根据自己的喜好添加）

食材分量可根据个人喜好进行调整。

做法

1. 牛蒡洗净，切成斜片或细丝。大葱和芹菜茎斜切成段，芹菜叶切成段。

2. 在锅中加入A搅拌均匀，按顺序放入第1步切好的食材煮熟。

3. 煮熟后拌匀，根据个人口味撒上胡椒即可。

●大葱牡蛎锅

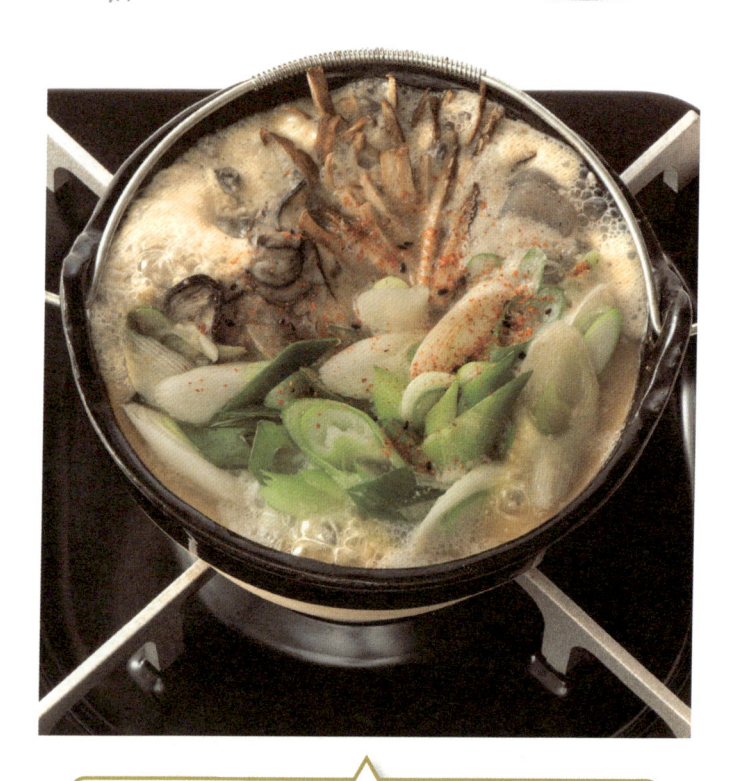

牡蛎营养价值很高，可以起到滋养身体和补血的作用。与根茎类蔬菜搭配食用，可以促进血液循环，温暖身体。

食材 （1人份）

* 大葱……100 g
* 牛蒡……50 g
* 魔芋……50 g
* 牡蛎……100 g

A
* 味噌……2大茶匙
* 酒……2大茶匙
* 蜂蜜……2大茶匙
* 水……300 mL

* 胡椒……适量（根据自己的喜好添加）

食材分量可根据个人喜好进行调整。

做法

1. 大葱斜切成段，牛蒡洗净切成细丝，魔芋切薄片。

2. 牡蛎用水洗净，沥干水分。

3. 在锅中放入A及牛蒡丝和魔芋片，加热煮开后加入大葱段和牡蛎。

4. 煮熟后根据个人喜好撒上适量胡椒即可。

●猪肉绿豆芽微辣锅

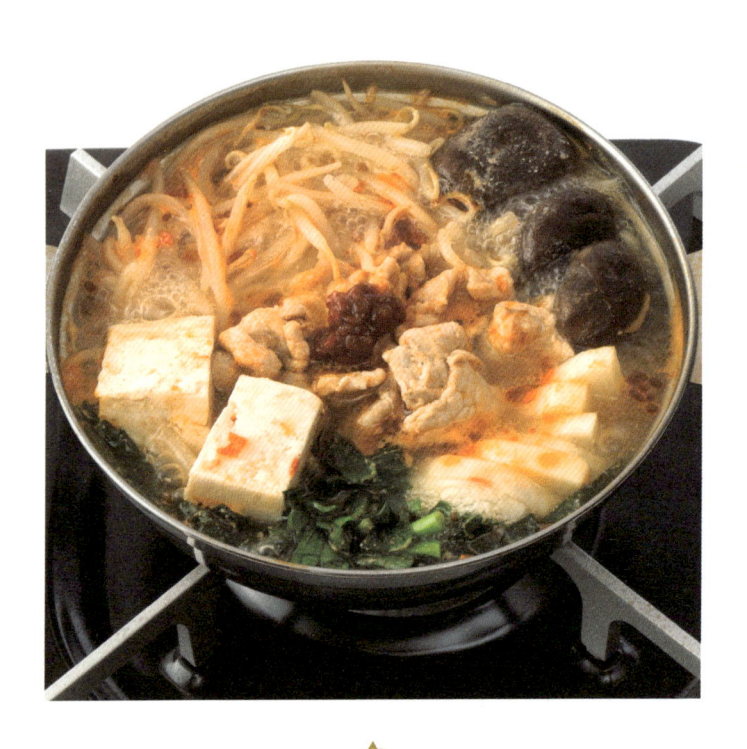

猪肉有促进血液循环的作用。略带辣味的豆瓣酱、辣油也有暖身的效果,连汤汁一起食用的话身体会从内而外变暖。

食材

- 猪肉……100 g
- 韭菜……30 g
- 绿豆芽……150 g
- 豆腐……1/4 块
- 白萝卜……40 g
- 香菇……3 个

A
- 芝麻油……1 小茶匙
- 水……300 mL
- 味噌……1/2 大茶匙
- 豆瓣酱……1 小茶匙

- 辣油……适量（根据自己的喜好添加）

食材分量可根据个人喜好进行调整。

做法

1. 猪肉切成便于食用的大小，韭菜切成段，绿豆芽洗净沥干水分，豆腐切成适当大小，白萝卜切成薄片，香菇去蒂。将食材放入锅中。

2. 将A混合后放入锅中，煮开。

3. 最后根据个人喜好浇上辣油即可。

●鸡肉菌菇花椒锅

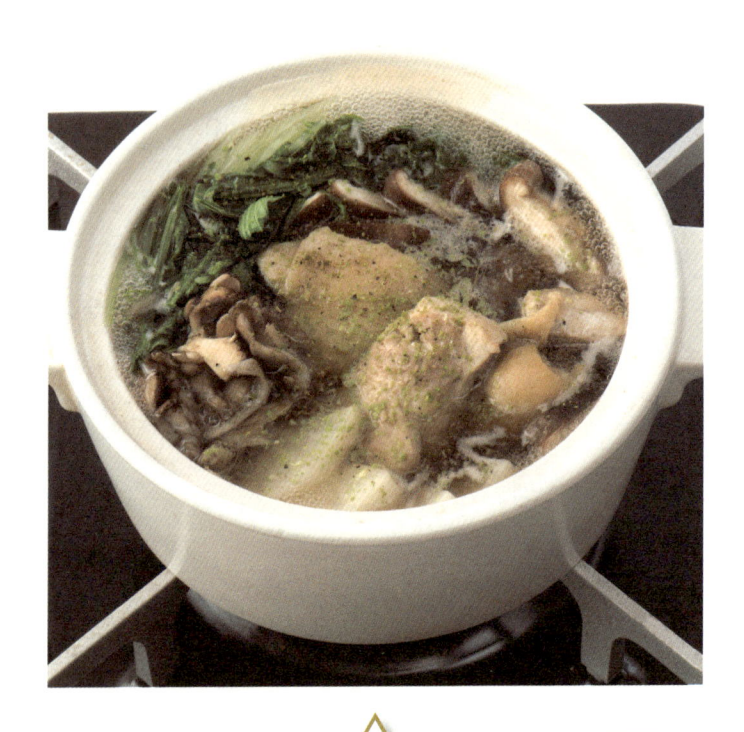

花椒有温暖肠胃、促进消化的作用,灰树花也具有促进血液循环的效果。如果和富含肌酸的鸡肉一起食用,对改善"低体温"状态效果显著。

食材

* 鸡腿肉……100 g
* 白萝卜……40 g
* 日本水菜……50 g
* 灰树花……1/2 包
* 香菇……2 个

A [
* 水……300 mL
* 酒……2 大茶匙
* 食盐……3/4 小茶匙
]

* 花椒粉……适量（根据自己的喜好添加）

食材分量可根据个人喜好进行调整。

做法

1. 鸡腿肉切成适当大小，白萝卜切成薄片，日本水菜和灰树花切成便于食用的大小。香菇去蒂，切成适当大小。

2. 将第1步准备好的食材放入锅中，加入A炖煮。

3. 煮熟后，根据自己的喜好撒上适量花椒粉即可。

第五章
提高体温的生活习惯

为了驱寒保暖,防止身体受寒,维持良好的血液循环是至关重要的。这里为大家介绍的是川岛医生推荐的可以预防体寒和改善血液循环的生活习惯和自我保养秘诀。长期坚持是提高效果的关键。让我们找到适合自己的方法,持之以恒吧!

1 每天早上和饭前喝一杯白开水

为了改善"低体温",塑造不易受寒的强健体魄,一定要养成"每天早上和饭前喝一杯白开水"的习惯。饮用效果最好的时间是起床后和每餐前。

喝一杯白开水,可以温暖肠胃,激活肠道。内脏暖和的话,全身的血液循环就会变好,基础代谢也会提高。由此使全身变暖,皮肤的血液循环也会得到改善。

起床后喝杯白开水,可以让人清醒、感到温暖,脸色也会变好。饭前喝的话,有助于消化吸收。与冷却后的白开水相比,略高于体温的白开水最适合饮用。注意先将水煮沸(也可用微波炉加热),待冷却至适宜温度后饮用。

巧用白开水的"温活"小窍门

- 早上起床后先喝一杯白开水
- 饭前饮用一杯白开水
- 先将水烧开,然后晾凉,便于饮用
- 水的温度略高于体温,适合饮用即可

起床后和饭前各喝一杯最为理想。

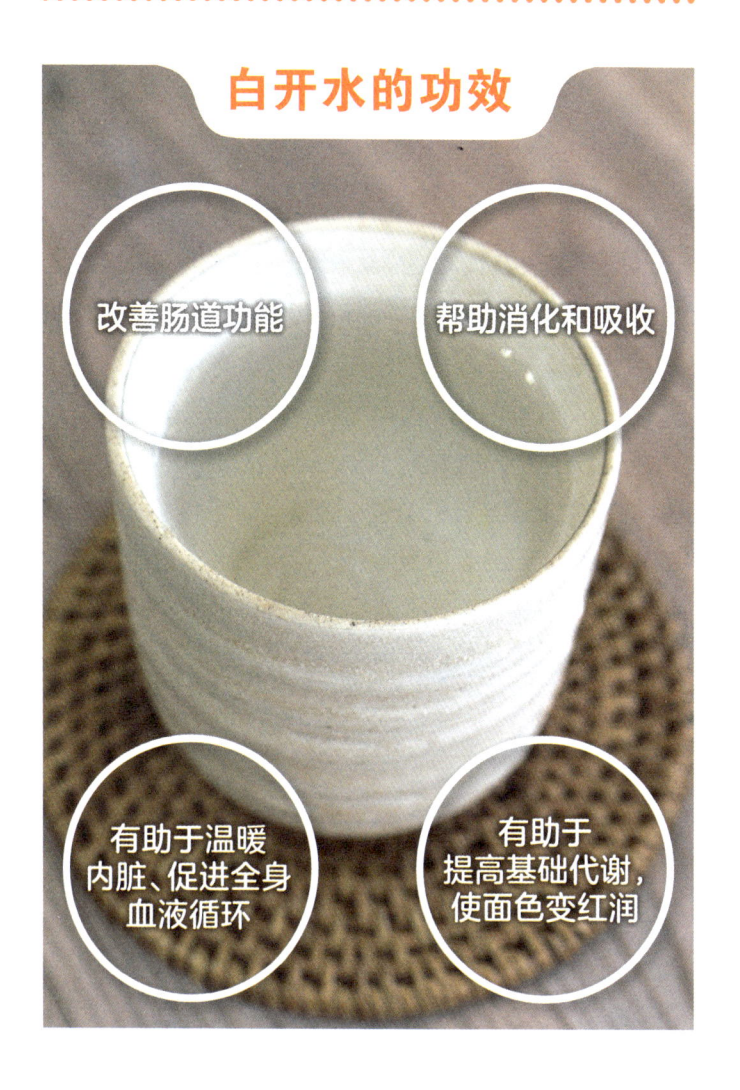

白开水的功效

- 改善肠道功能
- 帮助消化和吸收
- 有助于温暖内脏、促进全身血液循环
- 有助于提高基础代谢,使面色变红润

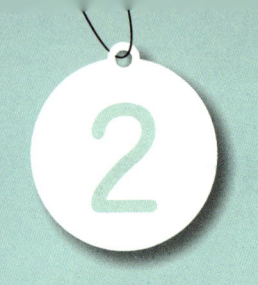

2 通过腹式呼吸调节自主神经

自主神经是维持呼吸和调节体温等生命活动的神经，包含可以使身体紧张的交感神经和能够让身体放松的副交感神经。呼吸与自主神经有着密切的关系，吸气与交感神经有关，呼气与副交感神经有关。身体处于寒冷状态，说明交感神经占据主导地位。因此，只要有意识地重视与副交感神经相关的呼气，就可以改善体寒。

在此向大家推荐的是腹式呼吸。使用腹部，通过鼻腔大量吸气，再通过鼻腔呼气。这里需要注意的是呼气的时候要放慢速度，大概是吸气时的二分之一。努力养成每天做10次腹式呼吸的习惯吧！

> 通过腹式呼吸大口吸气，
> 然后慢慢呼气！

使副交感神经占据主导地位，温暖身体！

呼吸 ▶ 与自主神经密切相关 ▶ 想要放松身体、提升体温，需要有意识地呼气，使副交感神经占据主导地位。

🔆 腹式呼吸

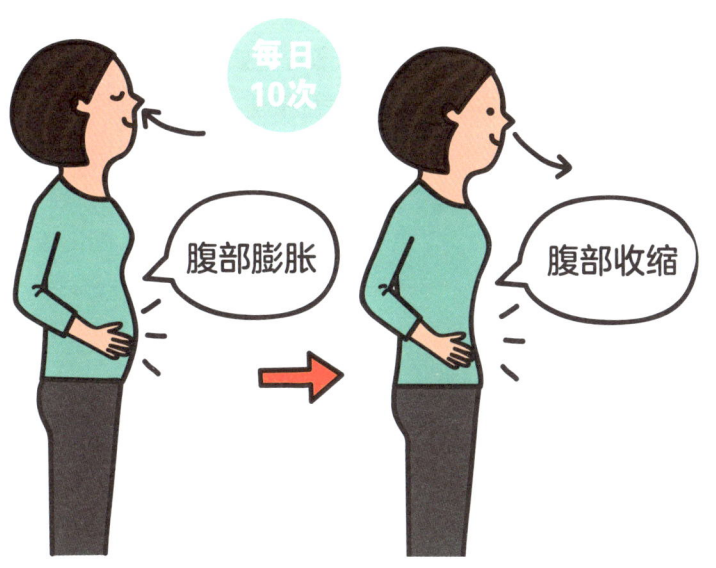

每日10次

腹部膨胀 → 腹部收缩

通过鼻腔缓缓吸气　　　用2倍的时间慢慢呼出

③ 多喝生姜饮品

生姜能温暖身体，促进新陈代谢，改善全身血液循环。许多中药处方中都含有生姜，但是煎煮中药不太方便。在此为大家推荐的是，只需饮用就能达到养生功效的"生姜汤"。

生姜的有效成分都集中在姜皮附近，所以建议连皮一起使用，剁成姜泥或切成薄片。如果觉得味道难以接受的话，可以适当添加蜂蜜或柠檬汁。也可以制作成生姜糖浆或生姜蜂蜜柠檬汁，加水稀释成生姜饮料饮用，既方便又美味。形式多样，希望大家可以每天坚持饮用！

★如果觉得味道不能接受的话，可以适当加些蜂蜜（2小茶匙）或柠檬汁（1小茶匙）。
★姜泥也可以用现成的产品代替。
★如果时间不允许的话，也可以直接将姜泥放入杯中，加入热水即可饮用。

推荐睡前饮用!

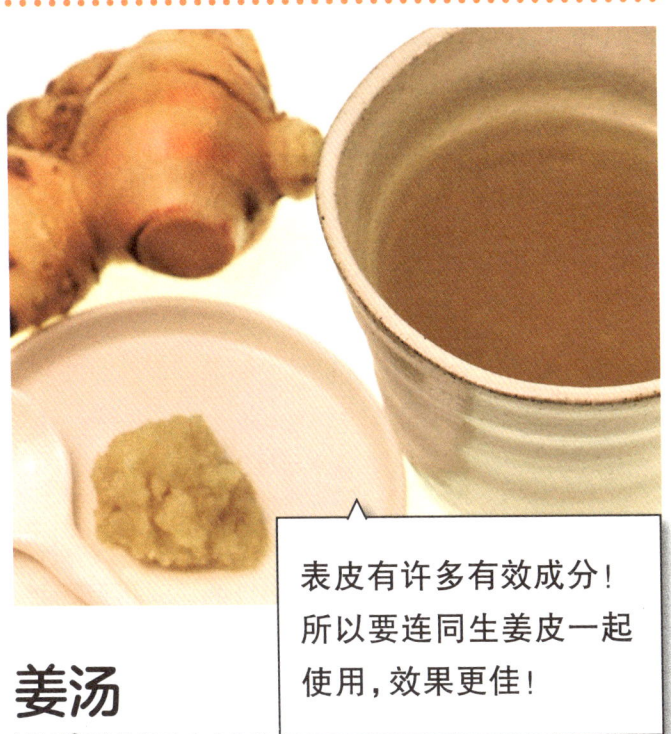

> 表皮有许多有效成分!所以要连同生姜皮一起使用,效果更佳!

姜汤

食材(1杯:200 mL)

* 生姜……1块(如果是生姜泥的话大概1茶匙)
* 水……200 mL

做法

1. 把生姜做成姜泥。
2. 锅里放入水和生姜泥,中火加热,煮开后关火。
3. 倒入杯中即可。

生姜饮品食谱

生姜糖浆

食材 （1杯：200 mL）

- ☘生姜……200 g
- ☘白糖……200 g
- ☘水……2杯
- ☘柠檬汁……1/2个柠檬的量

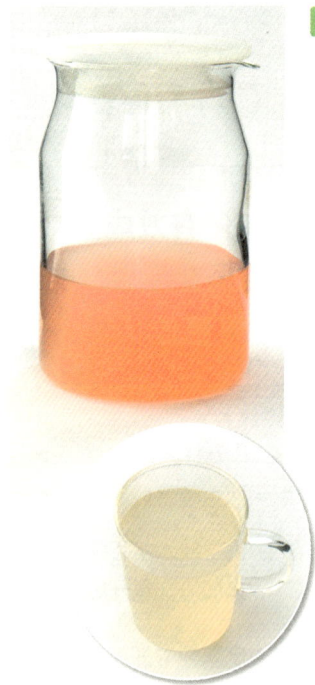

做法

1. 生姜带皮切成泥，和白糖一起放入锅中，加水，加热30分钟左右。
2. 30分钟后关火，用干净的纱布等过滤，彻底拧干纱布。
3. 把姜汁倒回锅中，加入柠檬汁，继续加热。
4. 趁热放入保存容器中，然后放入冰箱冷藏保存。

★放入冰箱可存放约2周。

可以适当加入温水或酸奶搅拌后饮用。由于是含糖饮品，所以需要注意避免过量饮用。

生姜蜂蜜柠檬汁

食材

* 生姜……200 g
* 柠檬……1个
* 蜂蜜……100 g

做法

1. 生姜带皮洗净，擦干水分后切成薄片。

2. 柠檬去皮切成薄片。

3. 将生姜片、柠檬片和蜂蜜混合，放入可密封的干净保存容器中。

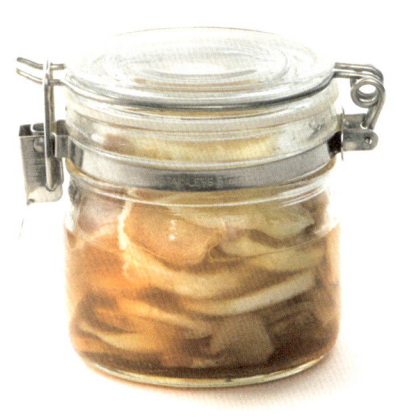

★放入冰箱可存放约2周。

可以适当加入温水，或根据自己的喜好加入适量热豆浆搅拌后饮用。

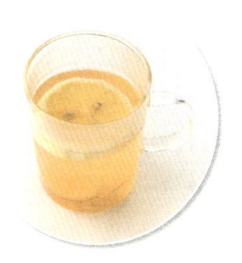

④ 热水泡澡

泡澡，是让身体的深层保持温暖不可或缺的生活习惯。睡前泡澡还有助眠功效。

泡澡最重要的是水温和浸泡的时间。能够充分温暖身体的水温在38~40℃，用这个温度的水泡澡，副交感神经更容易占据主导地位，心脏的负担也会减少。泡澡时间最好在10分钟左右，尽量连同肩膀部位一起浸泡在水中。如果使用沐浴露，推荐使用碳酸类的产品。需要注意的是，在身体寒冷的状态下不要突然泡热水澡，入浴前最好用热水冲一下，让身体先适应起来。

正确的"温活"泡澡小窍门

● 温度在38~40℃为宜

慢慢浸泡在热水中，可以有效刺激副交感神经，促进血液循环，让身体暖和起来。

● 泡10分钟

想要充分温暖身体内部，需要泡10分钟，放松心情很重要。

夏天更要享受泡澡的快乐，不要淋浴冲凉草草了事。

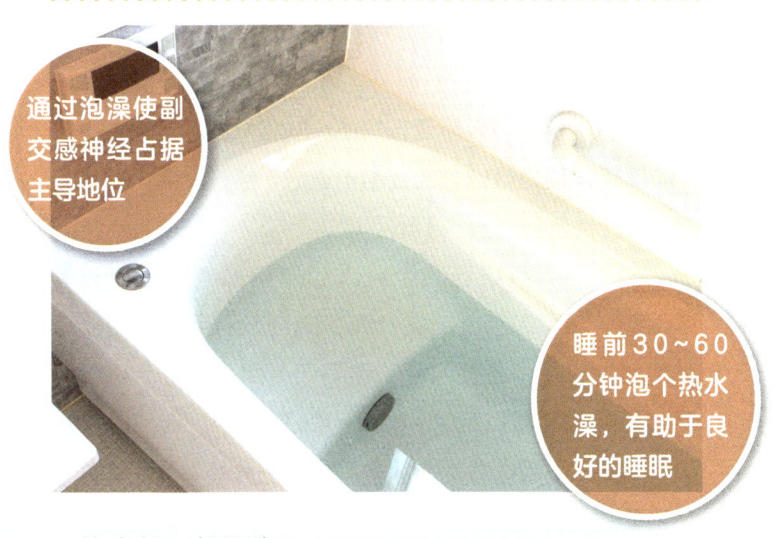

通过泡澡使副交感神经占据主导地位

睡前30~60分钟泡个热水澡，有助于良好的睡眠

● **将肩部一起浸泡**

想要充分温暖全身，使水压起到适当的刺激作用，需要将肩部一起浸泡。

● **注意浴室的保暖**

从浴池出来后，如果马上接触冷空气，会刺激交感神经，失去放松状态。

● **推荐选用碳酸沐浴露**

二氧化碳气泡能通过皮肤被吸收，有扩张血管、促进血液循环的作用。

5 手掌回血按摩

中医学认为，人体运行气血、联络脏腑、沟通上下内外的通路被称为经络。当经络不通时，通过刺激穴位，可以改善各种各样的身体不适症状。

在此向大家推荐几个可以简单按摩的穴位来改善"体寒"。我们手上其实有很多穴位，对促进血液循环尤其有效的是手背上的合谷和阳池这两个穴位，可以用手指以感到轻微疼痛的力度按压它们。

另外，指甲根部也有很多可以促进血液循环的穴位，养成按摩指甲根部的习惯也可以有效改善"体寒"。

按摩合谷穴

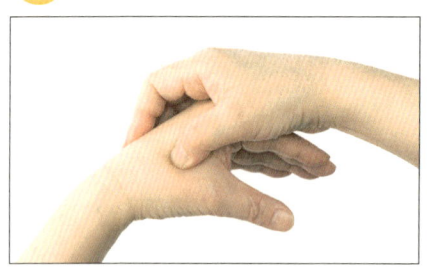

10秒×5次

用另一手的拇指指腹按压合谷穴，以适当的强度（略感到疼痛）按压5次，每次10秒。

利用零散时间有效改善"体寒"！

按压手背及手指上穴位可改善血液循环，有助于体温上升。

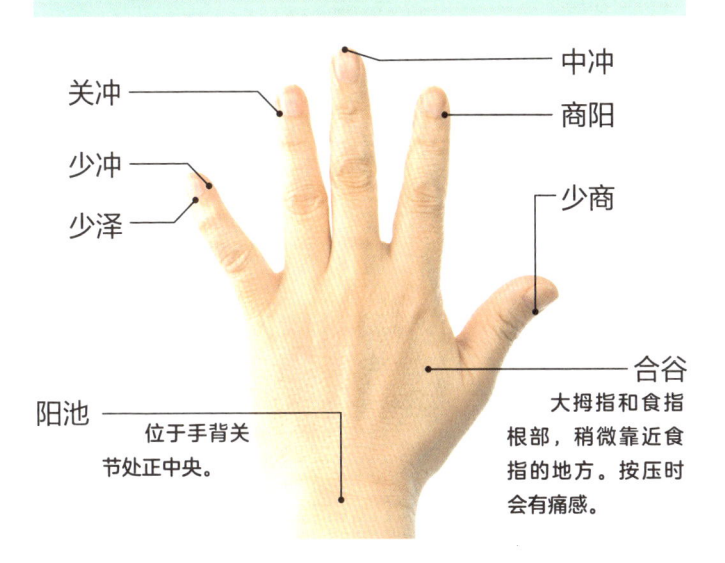

- 中冲
- 关冲
- 商阳
- 少冲
- 少泽
- 少商
- 阳池 位于手背关节处正中央。
- 合谷 大拇指和食指根部，稍微靠近食指的地方。按压时会有痛感。

按摩阳池穴

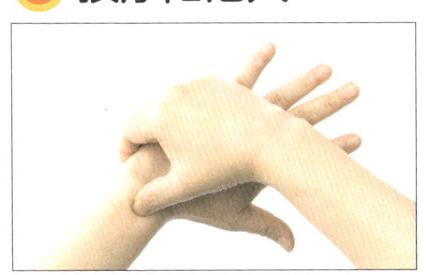

10秒 × 5次

用另一手的拇指指腹按压阳池穴，以适当的强度（略感到疼痛）按压5次，每次10秒。

按摩指甲根部

用另一手的大拇指和食指夹住指甲根部，揉5～10秒。左右交替进行。

小指

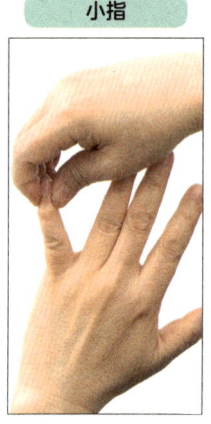

无名指

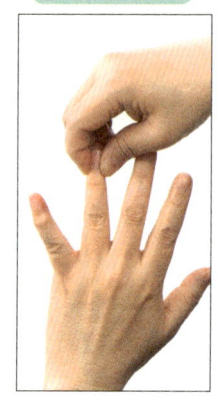

中指

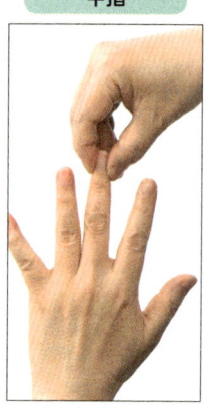

食指

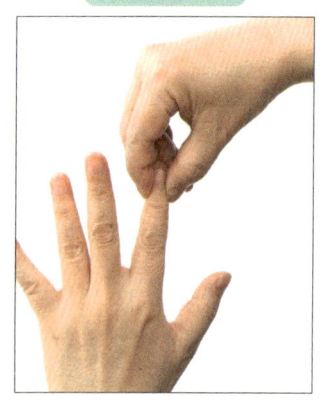

大拇指

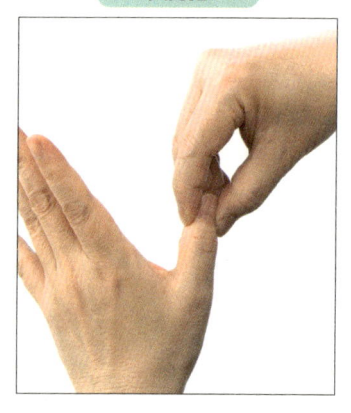

6 脚底穴位按摩

离心脏较远的脚底部位,是身体所有部位中最容易发生血液瘀滞的地方。如果血液瘀滞,血液循环变差,就会导致"体寒"和水肿,所以要通过刺激穴位来改善脚底的血液循环。

脚底按摩可以用身边常见的东西来完成,比如用完的保鲜膜的轴,或者把旧杂志卷成的筒。通过将其放在脚底滚动,可以适度刺激脚底,促进血液循环,进而让身体变暖。

另外,腿上也有很多可以缓解紧张和压力、促进血液循环的穴位。掌握这些穴位具体在什么地方、有什么功效,对我们的身体健康也是非常有益的,因此建议大家了解一下。

用身边的常用小物件促进脚部血液循环！

脚底按摩

通过滚动，进行脚底按摩。

把用完的保鲜膜的轴或将旧杂志卷成筒放在脚底滚动。对脚底的刺激可以促进脚部的血液循环。可以坐在椅子上，一边看电视，一边按摩，直到双脚变暖为止。

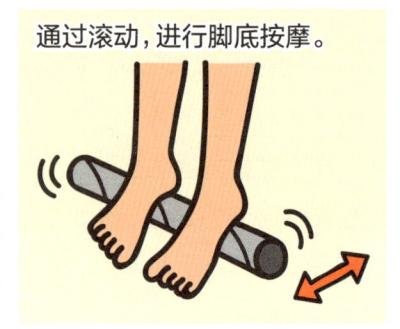

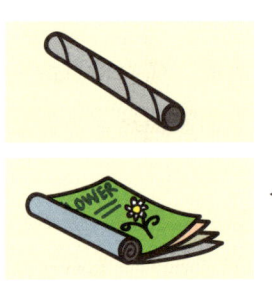

把旧杂志或报纸卷起来，左右两边用透明胶带封好。

另外，用完的保鲜膜的轴也可以直接使用。

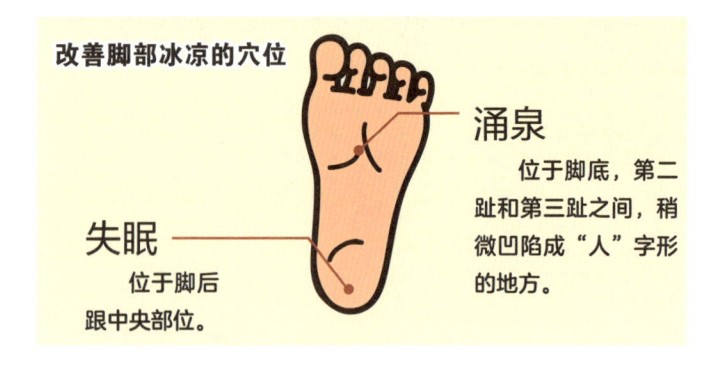

改善脚部冰凉的穴位

涌泉

位于脚底，第二趾和第三趾之间，稍微凹陷成"人"字形的地方。

失眠

位于脚后跟中央部位。

🟠 腿部内侧穴位 　10秒×5次

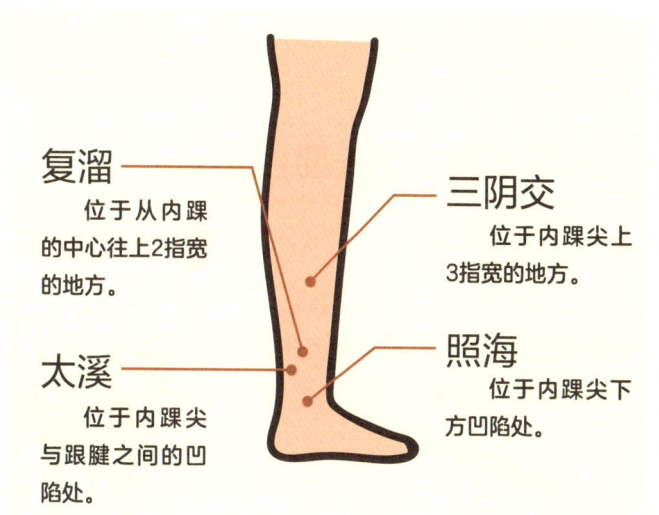

复溜
位于从内踝的中心往上2指宽的地方。

三阴交
位于内踝尖上3指宽的地方。

太溪
位于内踝尖与跟腱之间的凹陷处。

照海
位于内踝尖下方凹陷处。

🟠 腿部外侧穴位 　10秒×5次

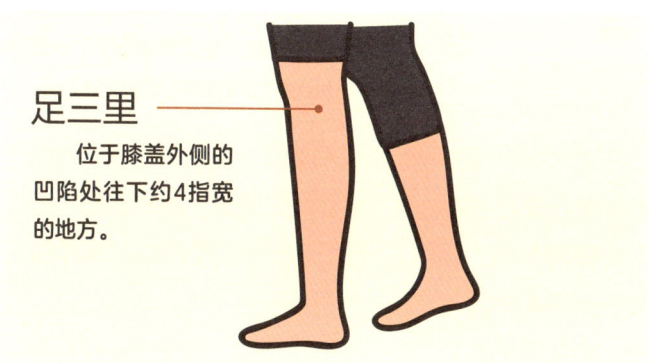

足三里
位于膝盖外侧的凹陷处往下约4指宽的地方。

7 毛巾按摩

按摩下半身，促进血液循环！

卷毛巾的方法

以毛巾的长边为准，卷起。用橡皮筋把毛巾的两端固定住，拿起来会比较方便。

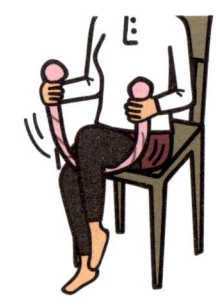

● 大腿按摩

坐在椅子上，将毛巾穿过大腿下方，双手稍稍抬起，同时左右拉动，使大腿振动。在这种刺激下，大腿内侧肌肉的血液循环会更加通畅。

长时间坐着，与椅面接触的部分会受到压迫，导致下半身血液循环不畅。为了消除这个问题，放松腰部、臀部和大腿的肌肉，促进血液循环是非常重要的。推荐用毛巾按摩下半身。

需要准备的东西有毛巾和橡皮筋。将毛巾卷成长条，

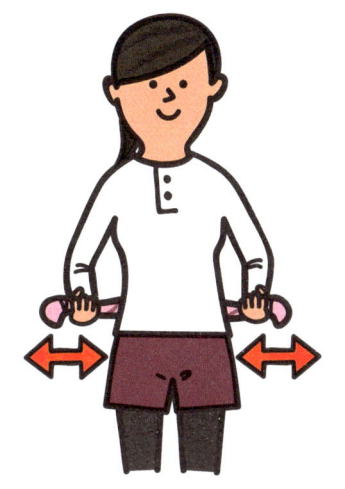

🔆 腰部按摩　　🔆 臀部按摩

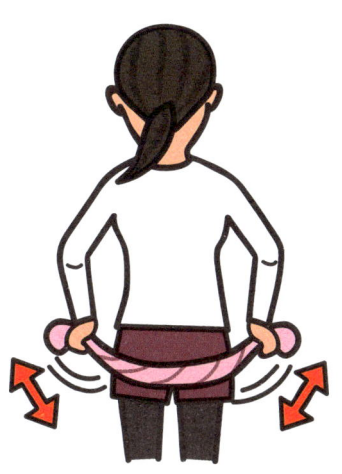

将毛巾绕到腰后，轻轻向前拉，同时左右拉动。这种刺激可以缓解腰部和背部的紧张，促进血液循环。

将毛巾放在臀部下方，稍稍抬起的同时左右拉动，使臀部振动。这种刺激可以消除臀部的酸痛，促进血液循环。

一端用橡皮筋固定，绕到腰后，左右拉动。这样可以缓解腰部和背部的紧张。大腿和臀部通过同样的操作，也可以有效促进血液循环。另外，身体长时间保持不动的话，自主神经容易紊乱，通过毛巾按摩适度地活动一下身体吧！此外，该方法也可以用来缓解压力。

8 小腿肚活血按摩

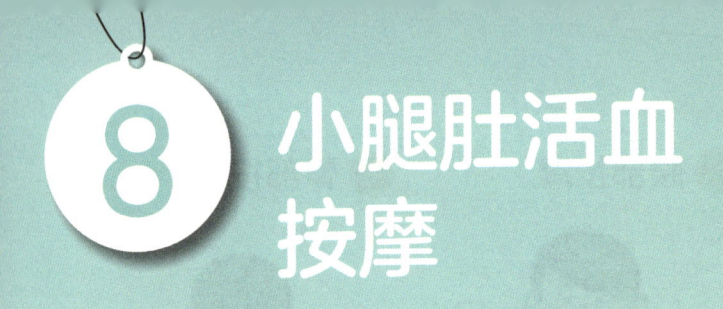

小腿肚是下半身血液循环的关键。

🟠 小腿肚按摩

双手轻轻抓住小腿肚，重复"抓住后松开"的动作，从脚踝到膝盖下方，向上按摩。也可以用双手夹住小腿肚向上按摩。这样一来，瘀滞的体液也会消散，水肿也会随之消失。

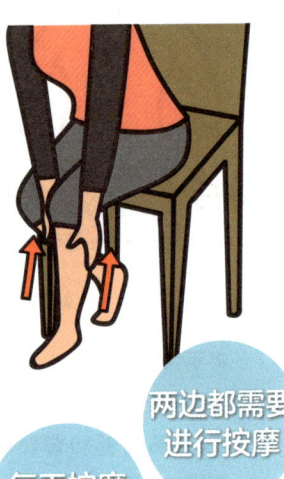

两边都需要进行按摩

每天按摩5分钟

小腿肩负着促进从心脏到下半身血液循环的重要责任，因此也被称为"第二心脏"。小腿肚是下半身血液循环的重要部位，由于重力因素的影响，小腿肚的肌肉会被向下拉扯，生活习惯和姿势等因素也会导致腿部肌肉僵硬，造成负担。

🌞 膝盖下方6点穴位按压

用双手拇指从下往上依次刺激小腿胫骨两侧各6点穴位。用食指按住小腿肚，两边交替按摩。

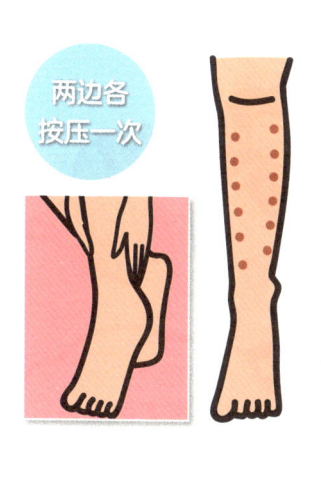

两边各按压一次

🌞 小腿肚3点穴位按压

将双手的小指放在上图的a处（小腿肚最凸出部位的下端），无名指放在b处，中指放在c处。轻轻按压，抬起小腿肚约3秒，然后慢慢放松，恢复原状。重复5次，两边交替按摩。

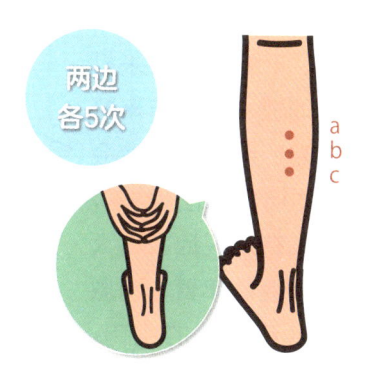

两边各5次

如果放任腿部肌肉问题不管的话，就会压迫血管和神经，导致小腿肚血流不畅。为了保护这一血液循环的关键，一定要养成每天按摩小腿肚5分钟的习惯。

通过按摩放松整个小腿肚，可以消除血流不畅，促进血液循环，对消除水肿也有良好的效果。

9 边做家务边健身

刺激上臂及下半身的肌肉吧！

用抹布来清理地板，手臂大幅度摆动

不要用拖把来打扫地板，用抹布来打扫吧！用抹布擦地会产生相当大的运动量，使人有意识地左右大幅度活动手臂，刺激手臂和背部的肌肉，有效锻炼肌肉。

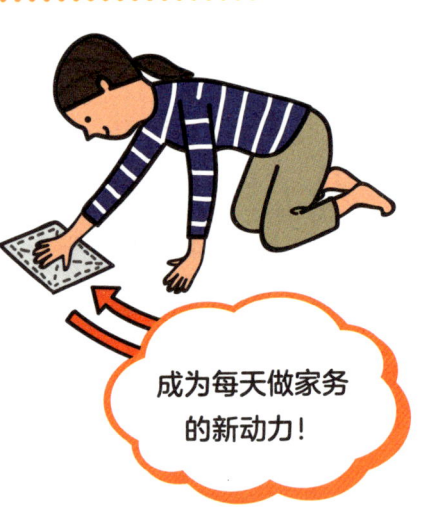

> 成为每天做家务的新动力！

为了改善"低体温"体质，适度活动身体非常重要。话虽如此，但也没有必要特别安排运动时间，只要在平时做家务的时候花点心思，就完全可以达到"温活"效果。

例如，在厨房做饭刷碗时，可以做踮脚运动，这是对小腿肌肉的锻炼。

在厨房面向水槽的时候，试着踮起脚尖。再加上抬起和放下脚后跟的动作，对小腿是非常好的锻炼。这是锻炼小腿肌肉、促进下半身血液循环的最佳方法。

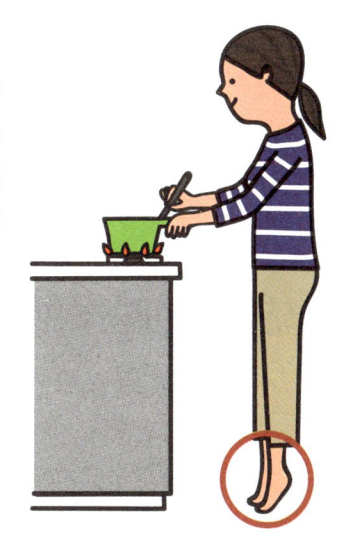

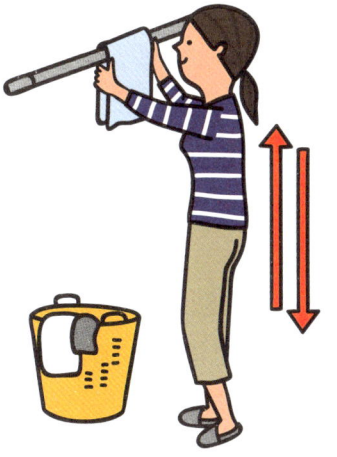

边晾衣服边做蹲起

把从洗衣机里取出的衣服放到篮中，取出的时候蹲下去，晾晒的时候站起来。蹲下去的时候，腰要挺直，然后再站起来，这样可以锻炼到整条腿。

如果在晾衣服时加入深蹲，整个下半身都能得到锻炼。在做家务的时候顺便"温活"，打造不怕寒冷、代谢良好的健康身体，让这个目标成为我们每天的新动力吧！

10 改善肩腿状态的暖身操

想起来的时候就来活动一分钟!

工作或做家务时,如果保持同样的坐姿,会给颈部、肩部、腰部等部位增加一定的负担。血液循环不畅,不仅会让身体变冷,还会破坏身体的平衡,导致身体变形。

所以,在变成这样之前,推荐大家利用零碎的时间尝试做暖身操来活动肩膀和腿部,暖身操既简单又能放松僵硬的肌肉。

通过活动平时不怎么活动的肩膀和肩胛骨,可以预防肩膀酸痛。另外,暖身操对改善身体变形也非常有效。经常有意识地调节全身平衡,打造血液循环畅通的健康身体。

🌞 肩部体操

可以放松平时不怎么活动的肩膀和肩胛骨，促进血液循环，还能预防肩膀酸痛。

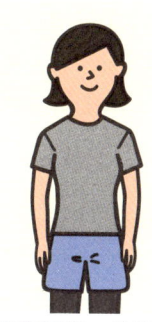

挺直腰背，脸朝向正面，手臂放在身体两侧。可以站着，也可以坐着。

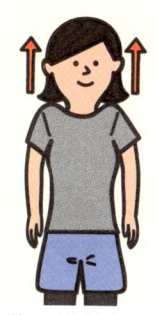

尽量将两肩向上抬起，呼吸，然后放下手臂。重复1分钟左右。

🌞 腿部体操

在睡前可以轻松尝试以下半身为中心的体操，不仅促进血液循环，还有助于矫正身体。

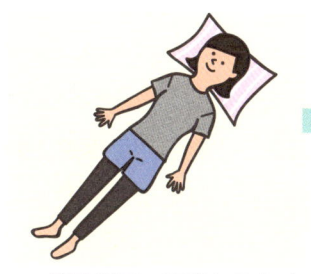

仰面躺下，双腿打开与肩同宽。试着抬起一条腿，因为寒冷而失去平衡的那条腿会明显感到沉重。

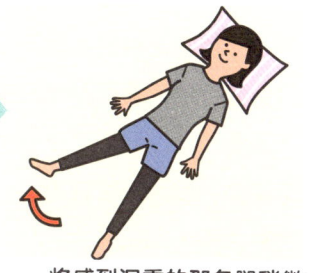

将感到沉重的那条腿稍微分开（如果不觉得沉重，保持不变），左右交替抬腿3次。重复这个过程约1分钟。

11 步行健身

坚持步行健身，微喘状态最佳。

人体肌肉约有70%都聚集在下半身。因此，走路是有效活动肌肉的最佳方法。活动肌肉可以促进血液循环，是温暖身体的重要手段之一，所以在日常生活中，可以多多选择步行。

一天步行30分钟左右是最为理想的，开始可以先尝试10分钟，然后慢慢增加步行的时间。如果过度运动导致扭伤，那就本末倒置、得不偿失了。另外，如果一直以错误的姿势行走，会给身体带来不必要的负担。走路的时间固然重要，但也要注意走路的"质量"，比如尽量保持正确的姿势、多选择坡道等。慢慢练习吧，这将会成为非常有效的"温活"运动。

在可以接受的范围内，适当放宽步幅大小

"温活"步行健身的小妙招

- 最初先尝试10分钟左右,然后慢慢以30分钟为目标逐渐增加。
- 尽量保持正确的行走姿势。
- 尽量多选择坡道。
- 少使用电梯,尽量选择楼梯。

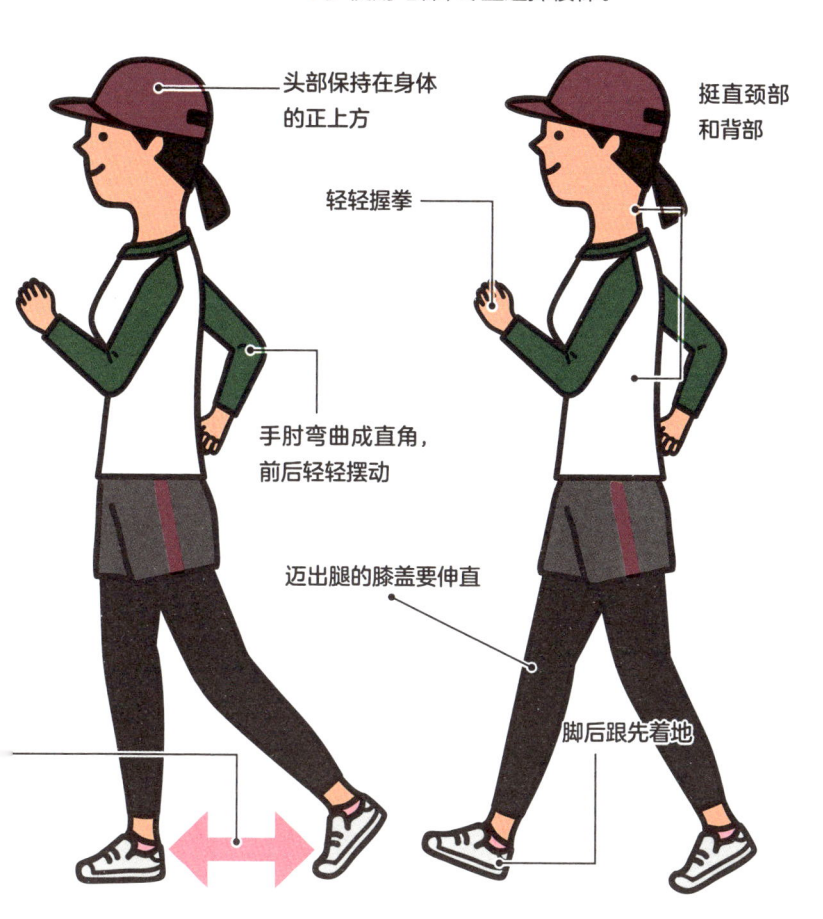

头部保持在身体的正上方

挺直颈部和背部

轻轻握拳

手肘弯曲成直角,前后轻轻摆动

迈出腿的膝盖要伸直

脚后跟先着地

附录

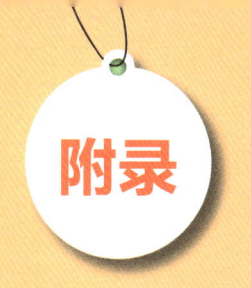

"低体温"自我检查表

你的身体变冷了吗?
从平时的身体状况来测试
你是不是"低体温"。

- ☐ 体温低于36℃
- ☐ 早上起床时腹部冰凉
- ☐ 总是感觉手脚冰凉
- ☐ 轻度贫血
- ☐ 容易烦躁
- ☐ 经常出现肩膀酸痛或者头痛
- ☐ 早上起床困难
- ☐ 伴有腰痛或者膝盖疼痛
- ☐ 夜晚难以熟睡
- ☐ 容易疲劳,通过睡眠也难以缓解疲劳
- ☐ 经常便秘或腹泻
- ☐ 受不了空调

- [ ] 上半身出汗严重
- [ ] 低血压
- [ ] 即使夏天也不容易出汗
- [ ] 总是感觉脸色不佳
- [ ] 容易出现黑眼圈
- [ ] 稍微运动一下就气喘吁吁
- [ ] 没有动力,无法集中精力
- [ ] 患有痔疮

　　如果出现了上述任意一种症状,就说明你有可能是"低体温"。
　　让我们一起提高体温,让身体重拾健康。